實際年紀90歲，身體年齡50歲

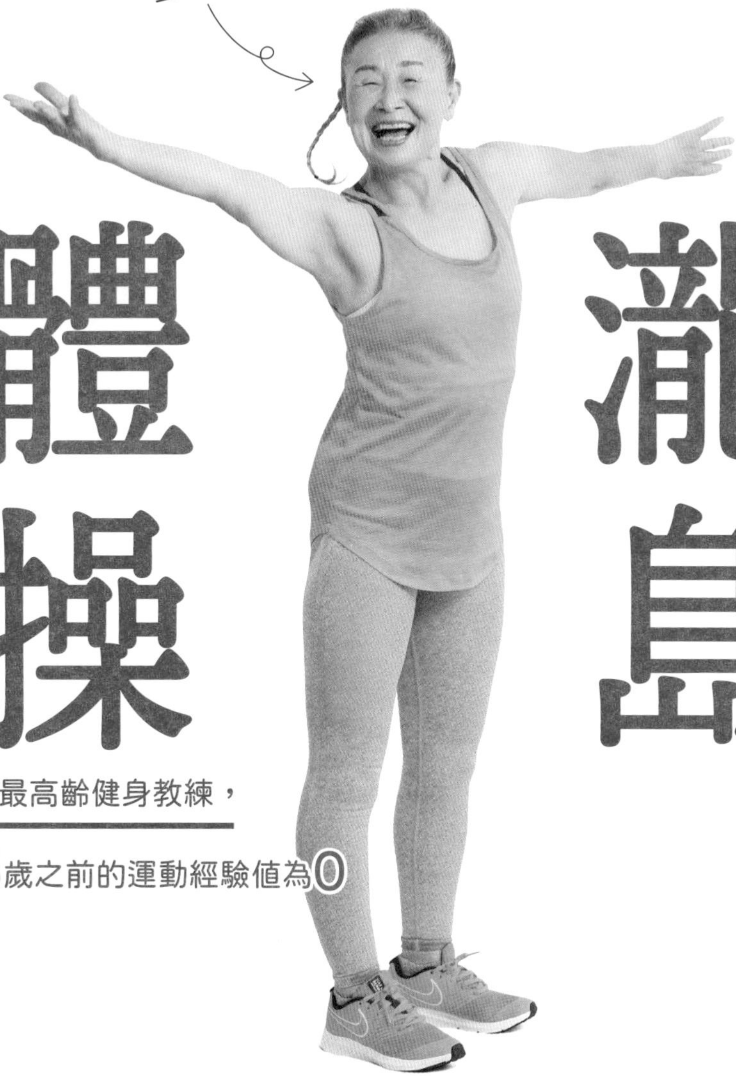

瀧島體操

日本最高齡健身教練，

65歲之前的運動經驗值為0

前言

很高興認識你，我是瀧島未香（Takishima Mika）。

朋友私底下都叫我「TAKIMIKA桑」。

我出生於昭和6年，

換算成西元，就是1931年的1月15日，

自幼在東京品川一帶長大。

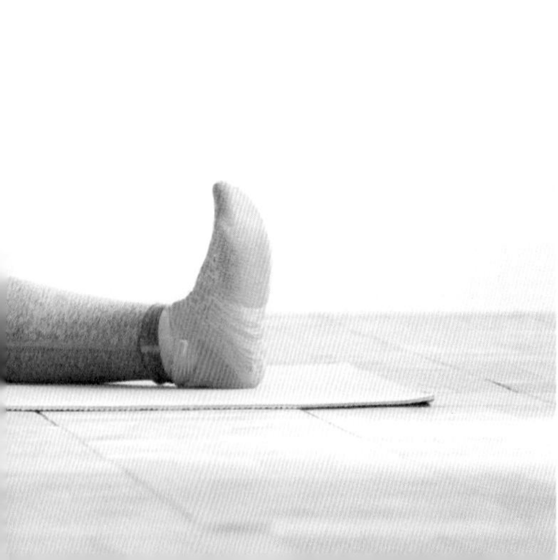

結婚後，我成為全職主婦，
在家相夫教子近40年。

現在我的小孩都已獨立，有了自己的家庭，
就剩我跟老公兩人一起過日子。

不好意思，一邊拉筋
一邊跟大家打招呼～

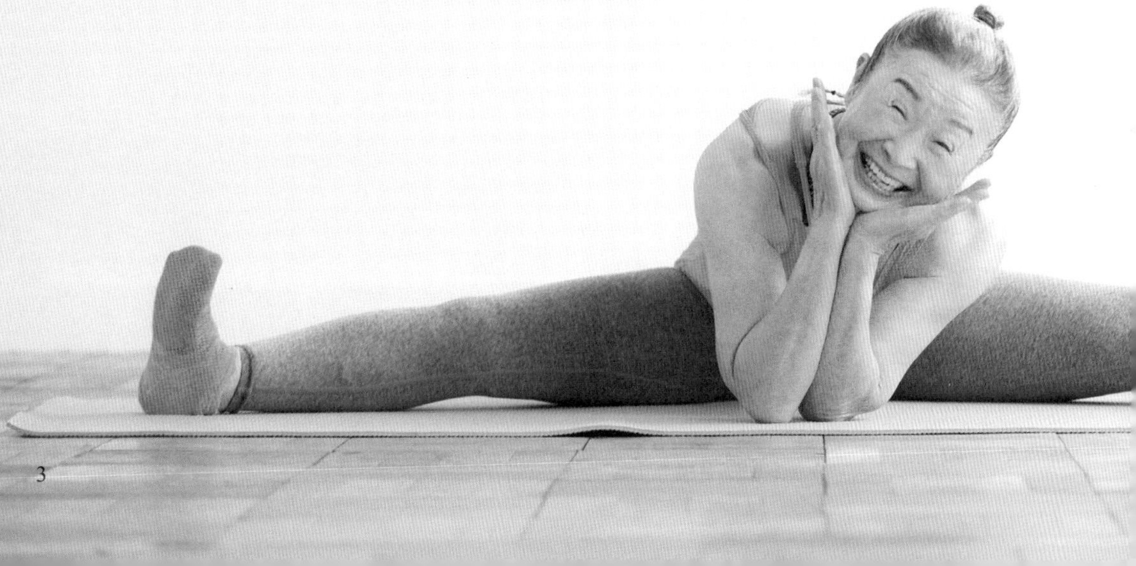

現在的我已經91歲。
是日本年紀最長、仍在開班授課的健身教練。
任何人都可以做到——
幾歲開始都不嫌晚——

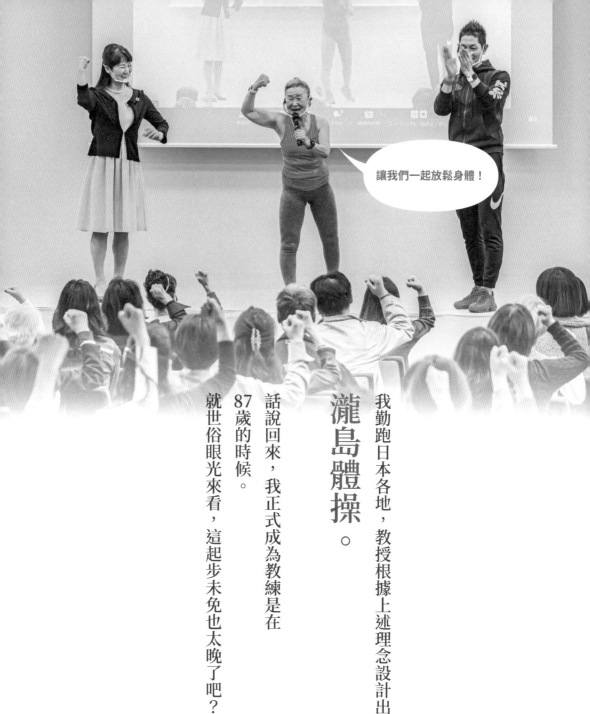

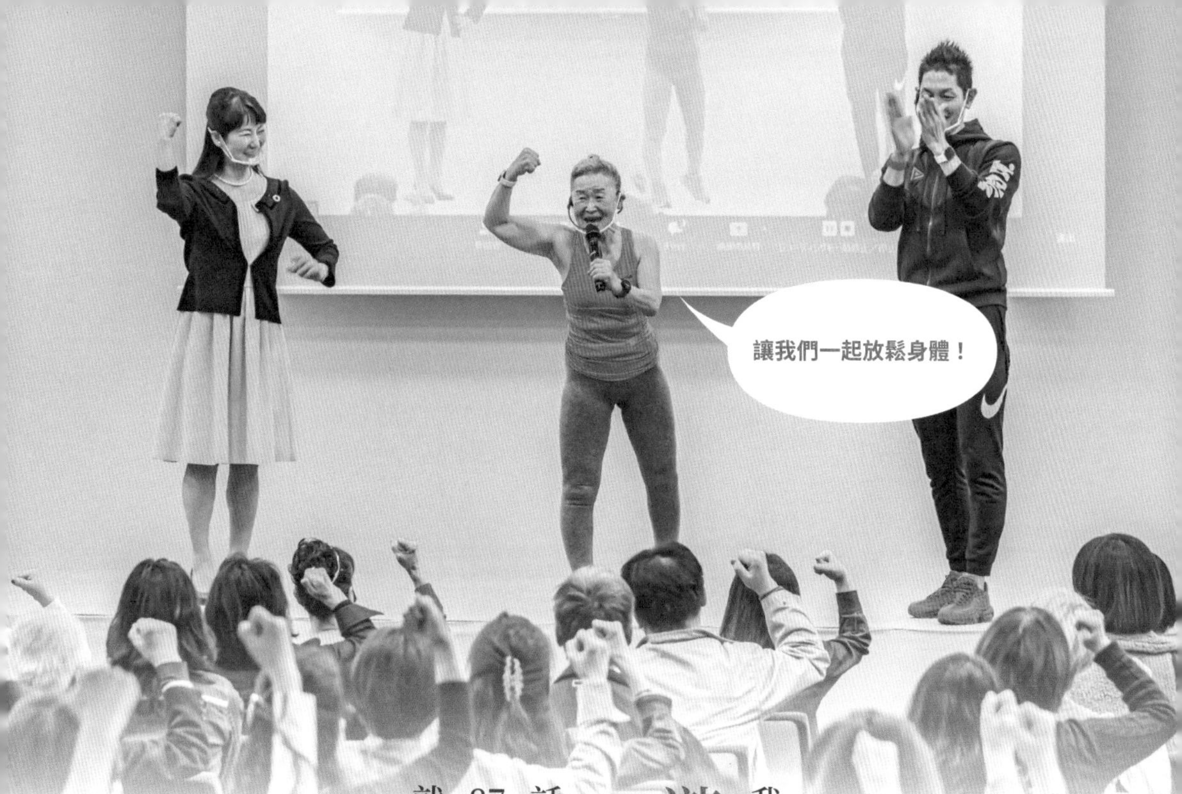

我勤跑日本各地，教授根據上述理念設計出來的

瀧島體操。

話說回來，我正式成為教練是在87歲的時候。

就世俗眼光來看，這起步未免也太晚了吧？

有人問我：您自小運動神經就很好吧？
沒有，完全不是那麼回事。

我第一次體驗所謂的「運動」是在65歲的時候。

說到我的運動經驗，
就只有在打戰時做的「傳接水桶」練習，
以及帶小孩時把孩子背在背上。
可以說，我的運動經驗值完全是「零」。

可就在65歲的某一天，
我在家裡正吃著點心的時候，
女兒突然問我：「媽，你是不是又胖了？」

老公一聽十分擔心，連忙找我去上健身房。
現在想起來，我有點是被硬拖著去的（笑）。
不過，也因為這樣，
我第一次體會到「運動」的樂趣。

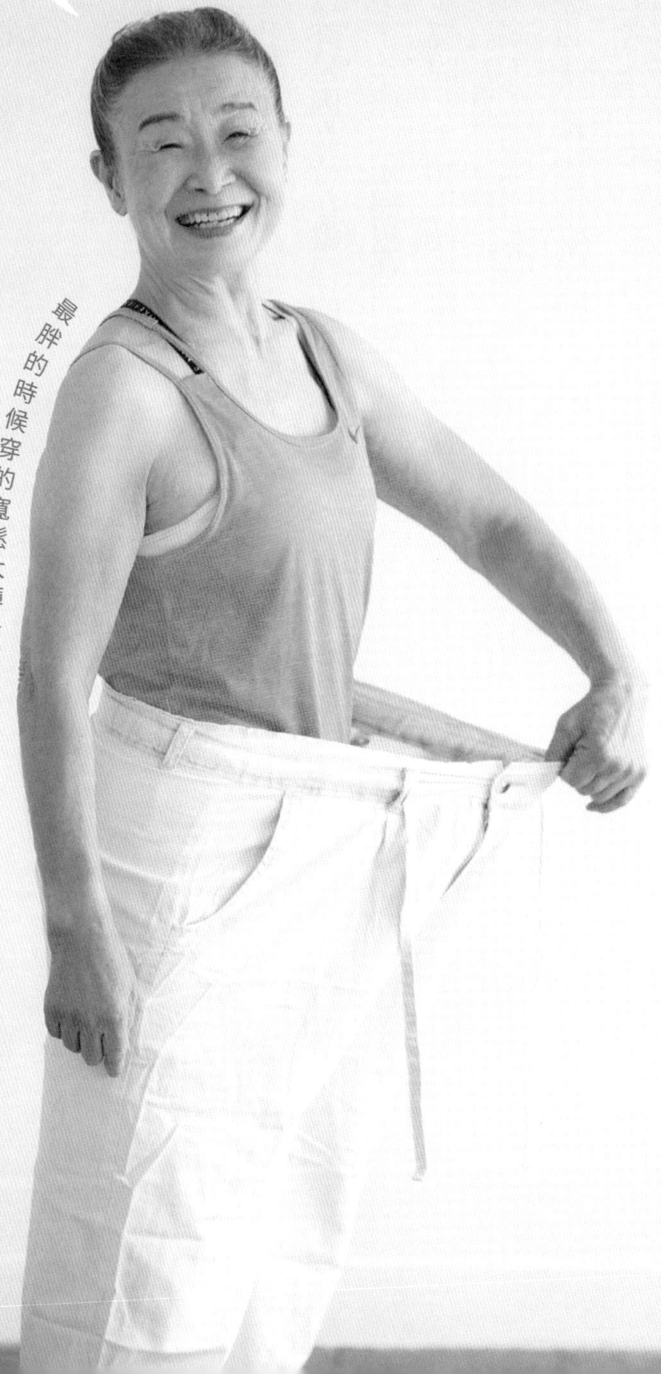

最胖的時候穿的寬鬆大褲子。

最近我上電視或是接受雜誌採訪的機會變多了，
然後，大家看到我，紛紛透露出這樣的訊息：
「我也可以變得跟TAKIMIKA桑一樣嗎？」
或許是因為待在家裡的時間變長了，
上了年紀、年屆退休的銀髮族也好，
年輕的20～40世代也罷，對身體的未來感到不安的人，似乎越來越多。
雖說60已是花甲之年，但跟我相比，還小了快30歲呢。
說白了，所謂的60歲，
在我看來，不過就像小嬰兒一樣的年紀。
那小於60歲的，不就等於還沒出生嗎（笑）？

所以啊，各位，絕對沒有問題的。
你不僅「可以跟我一樣」，
甚至「可能超越我」，這是絕對可以保證的。
不管做任何事，
只要開始，永遠都不嫌晚。
你可以現在就開始，也可以明天再開始。

我就是這樣過來的。
現在是我至今為止的人生中，最有活力的時刻。
所以你千萬不要放棄。

所謂的「第一次」，只要活著、還在呼吸，就會有無數的第一次。
所以，我希望你盡量去嘗試，不要害怕。
喏，你看。我「第一次」剛開始的時候，也是什麼都不會。

65歲……第一次上健身房，開始運動。
70歲……第一次挑戰180度劈腿（三年後成功）。
72歲……第一次挑戰游泳和馬拉松。
74歲……第一次學習心儀已久的呼拉舞。
80歲……第一次挑戰槓鈴的負重訓練。
87歲……正式成為健身教練。
88歲……第一次挑戰跳繩。

89歲……第一次嘗試「貼假睫毛」。
第一次用手機上網在社群網站上發文。
第一次教授「跨國課程」
90歲……第一次認真學習歌唱技巧。

從小小的挑戰到巨大的挑戰，
只要是學習新的東西，都會讓我心跳加速，久而久之，心態也跟著變年輕了。
特別是74歲才接觸的呼拉舞，已經成為我畢生的使命、活著的意義。
而現在我想要開口說「英文」，目前正在做自我介紹的特訓。
希望有一天，能去到國外授課。

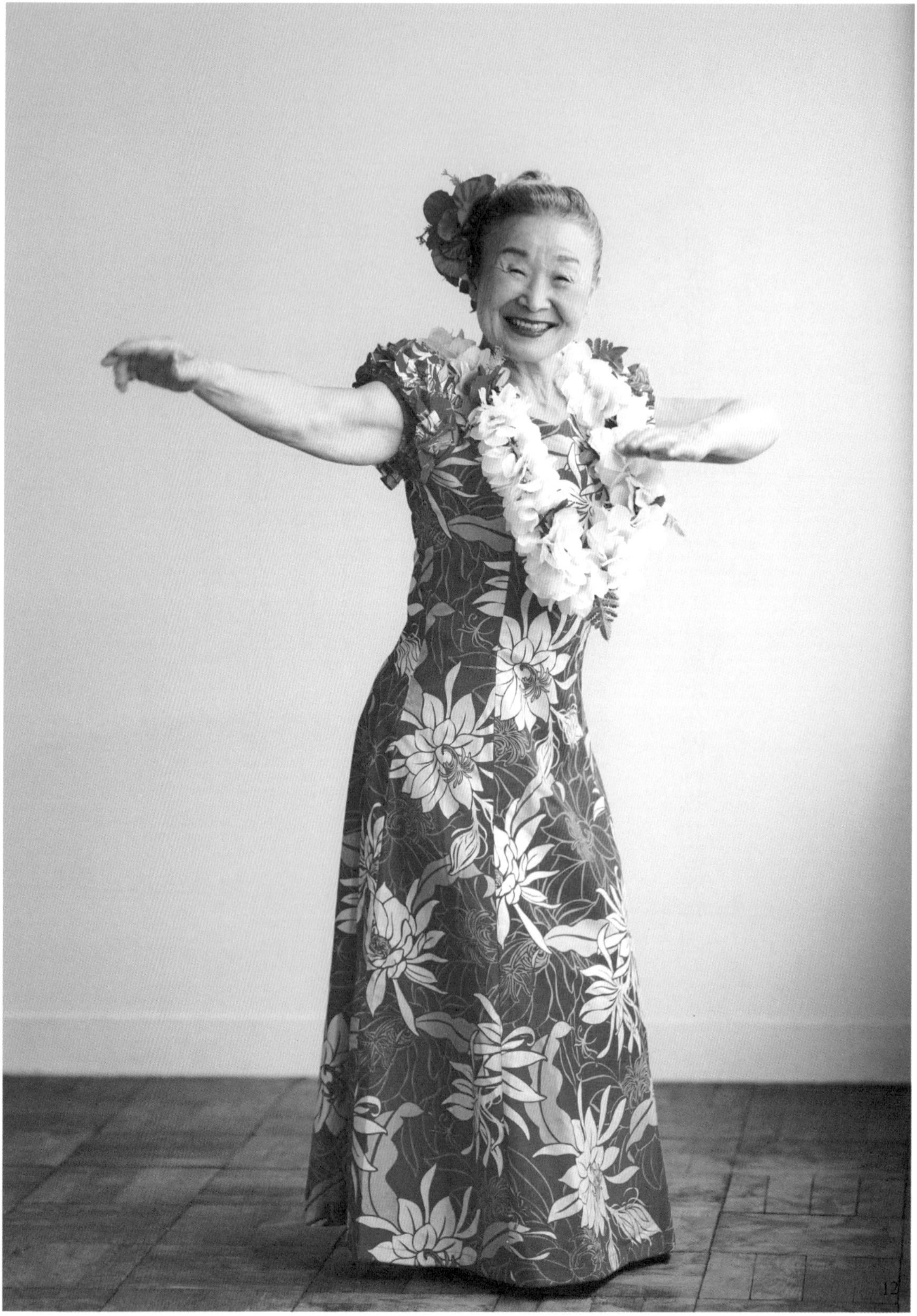

只要還活著，你就是完美的

想不到吧？有幸活到91歲的我，此刻竟然是我有生以來，
最有活力的時候。

所以，容我誇大地說一句，
年齡，不過是數字而已。

數字只是一個記號。
它既不是你的朋友，也不是你的敵人。
你最好的朋友，永遠是你自己。

一直在意自己的年齡，被數字限制可不行。
你要多為自己打氣。
如此一來，
沒有什麼事，是你做不到的。

從2020年起，全世界發生了許多不幸的事。
直至現在，還有人深陷苦難當中。
但是，我想跟正在讀這本書的您、還好好活著的您，
大聲地說一句：
「沒事的，我們會挺過去的！」

經歷過「真正戰爭」的我，直觀地認為：
這世界沒有那麼糟。

人都會有垂頭喪氣的時候，都會有使不上力的時候。
生活，從來就不是件容易的事。

但是，可否聽我一句？
把吃苦當作吃補。
只要不放棄，你所受的苦將照亮你的路。
凡殺不死我的，必使我更堅強。
你可能會笑我，又在說大話了，不過，我在教授瀧島體操的過程中，
就是用這種方式激勵每一個人，讓大家變強壯的。

讓「放棄」的念頭從世界消失，
是我的夢想。

要達成這個夢想，首先大家要放鬆自己的心情、身體，擁有健康的體魄才行。

心動，身亦動。
身動，心亦動。

若本書介紹的【瀧島體操】和我所說的話，能對您有絲毫幫助的話，將是我最開心的事。

瀧島未香

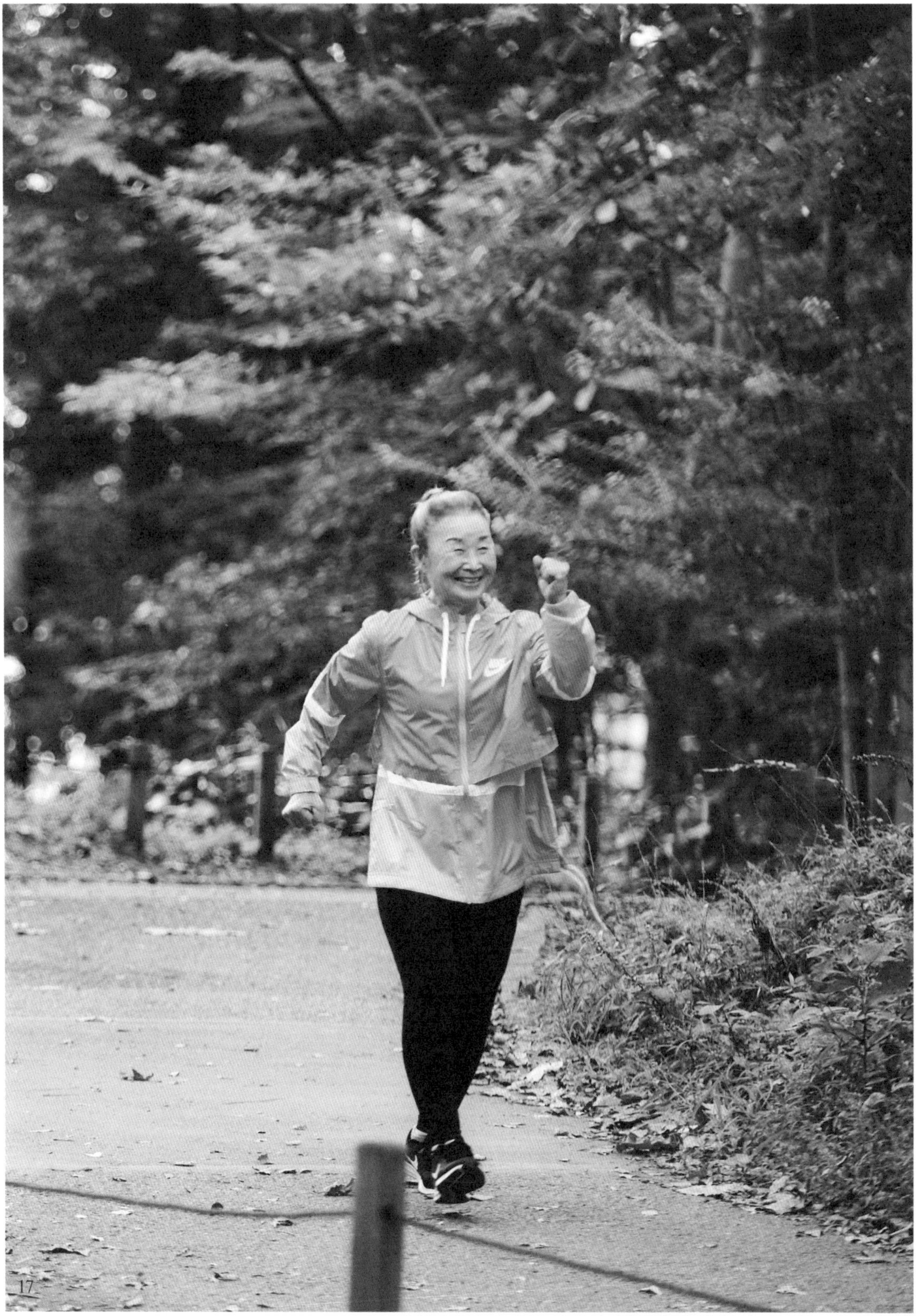

What is Takimika's Gymnastics?

瀧島體操

有何不同？

瀧島體操的精神在於：
「不管幾歲開始都不嫌晚」，
「完全沒有運動經驗的人也可以做」。

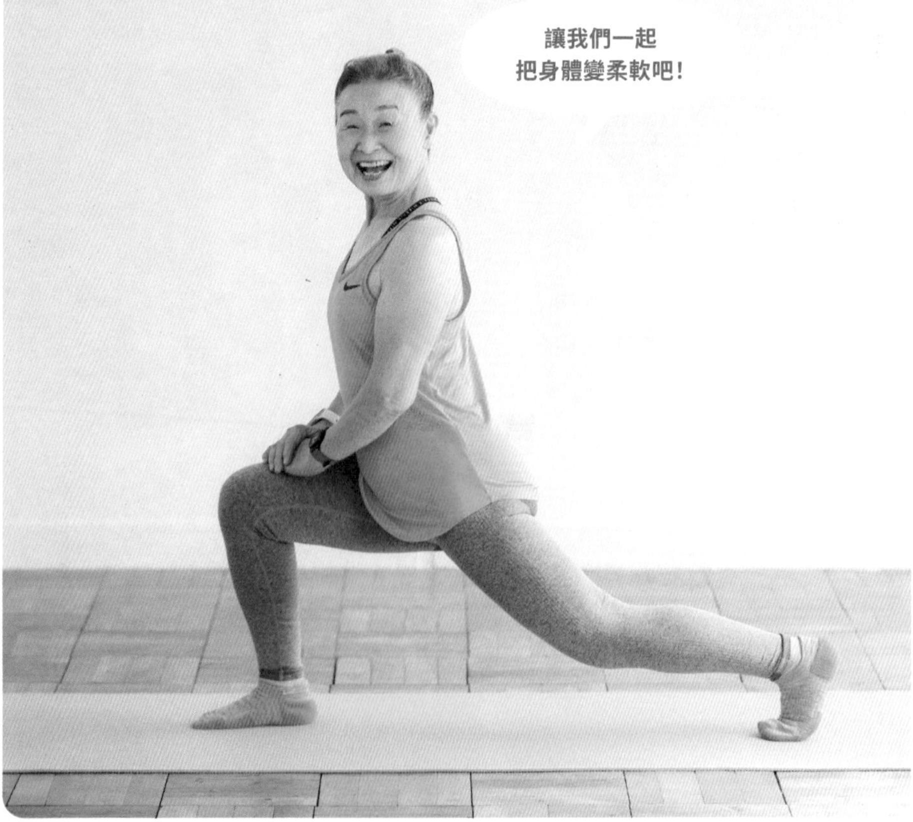

年輕時候的我壓根沒運動過。我是根據自身的經驗，和我的老師、私人健身教練中沢智治先生一起設計了這套體操。不管是9歲的兒童，還是和我一樣90歲的長者，都可以輕鬆、持續地做下去（當然，活到100歲也可以做，完全沒有問題！）。

利用簡單的幾個動作產生最大、最好的效果，讓全身徹底放鬆、得到鍛鍊，是這套體操的精髓。主要從三方面著手：

①鬆開肩胛骨、脊椎、髖關節。

②鍛鍊體幹。

③增加全身的肌力。

不需任何輔具或道具，徒手就可以做。在家裡的房間、客廳，或出門在外，只要有空，隨時隨地都可以輕鬆練習。

然後，瀧島體操的特點在於：

只要持續做下去，就會變得「勇於向新事物挑戰」。

因為，你的身體進步了，行動範圍擴大了，專注力、體力、精神也跟著變好了。

不知不覺中，你會想要去嘗試許多新鮮的事物。

出門散心，熱愛運動，主動與人攀談，

上社群網站發表自己的意見或看法。

至今為止的人生，如果有被迫放棄什麼的話，你會自然興起：「既然有這個機會，我就來挑戰看看！」的念頭。

目標是打造「到了１００歲，都能自由活動的心靈與身體」。

話不多說，就讓我們從翻開書頁的這一刻開始做起吧！

給長時間久坐的人

俗話說：「久坐不動的害處，不亞於抽煙。」現代人坐著的時間太長了，久而久之就「不活動」了。建議這樣的人每 30 分鐘要起來活動一下，刻意踮起腳尖走路（參考 72 頁），嘗試把髖關節放鬆。

給完全沒有運動習慣的人

一開始你的肩膀、膝蓋、甚至腳踝，可能會喀喀作響，但只要不到痛的程度，就可以持續做下去。像我以前做「轉腳踝」體操的時候也會喀喀的很大聲，但做久了聲音就不見了。請跟你的身體對話，試著挑戰看看。

給住院中、需要看護，行動不便的人及其家人

我特地設計了坐著也能做的體操，像是 66 頁的「擰抹布操」和 112 頁的「膝蓋掰掰操」。請不要放棄，循序漸進地動起來。身體就像紙黏土一樣，越不動它會越僵硬。只要把骨頭鬆開，肌肉也會跟著鬆開，身體就會變得跟油性黏土一樣柔軟了。

給永遠沒空的大忙人

不要執著於「要做幾次」或「要做多少」。運動次數不過是個目標，請把它當作「記號」就好。一天、一分鐘、一個動作，已經足夠。只要你能持之以恆地做上一年，相信不只你的身體，連你的心態都會跟著改變。比起「做到要求的次數」，「每天持續地做下去」更重要。就算只做 1 秒都是可以的！

Experiences

變年輕了！

我從偶像大姊姊那裡獲得了滿滿活力！

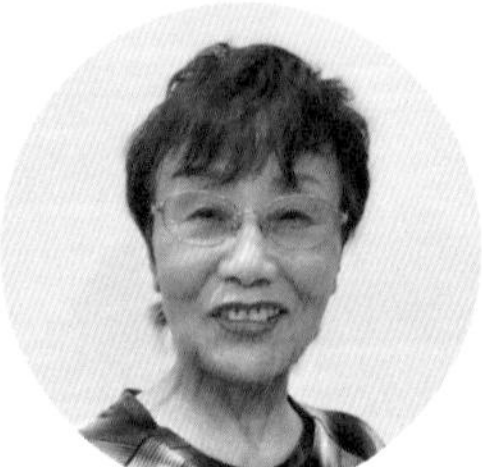

80歲 神奈川縣藤沢市

野渡富香 女士（家庭主婦）

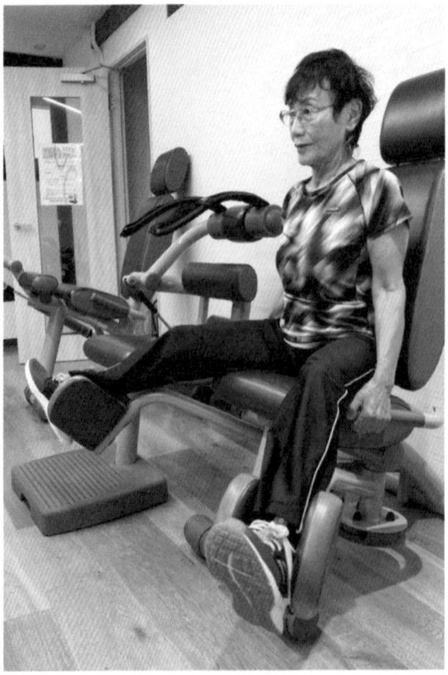

即使邁入 80 歲，我的腰腿依舊十分有力！

某次活動上，我有幸見到 TAKIMIKA 桑本人，當時的我簡直驚呆了！她健步如飛、腰板挺直，還笑容可掬。**我請她讓我摸一下那渾圓上翹的屁股，硬梆梆的，十分緊實，真是太了不起了！**

最近，老公不再陪我出去散步，健身房裡，也都看不到跟我同年齡的夥伴，正當我感到孤單寂寞之際，遇到了 TAKIMIKA 桑。是她給了我勇氣，讓我重新燃燒起鬥志。以前的我只會游泳，然而，**學會用機器做重訓後，再加上瀧島體操，我的身體變得越來越靈活了！**

我和 TAKIMIKA 桑一樣，喜歡喝紅酒，希望不管到幾歲都能享受吃的樂趣。能夠遇到這位大我 10 歲、『堪稱典範的姊姊』，真是太好了！

＼來自學員的開心反饋／

體驗者紛紛

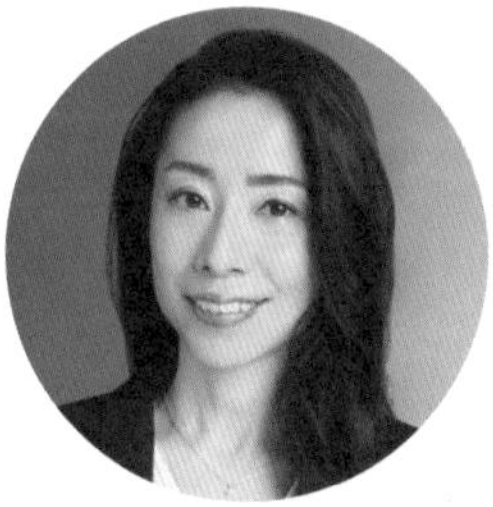

髖關節不再卡卡，
肩膀徹底放鬆！

47歲 東京都世田谷區

佐藤道子 女士（特定社會保險勞務師）

為了讓自己有朝一日能變得跟 TAKIMIKA 桑一樣「柔軟」，我把個人事務所的桌椅換了，改成「站著辦公」的型態。因為防疫在家、久坐不動而**變硬的髖關節，竟因此恢復了柔軟！**

我更捨棄了電熱水壺，改成手動燒水。利用等水煮沸的空檔，在旁邊「**踮腳尖走路**」或做一節瀧島體操。不僅如此，**持續做「擰抹布操」和「瑜珈牛貓式」，更讓我長久累積下來的職業病：肩膀痠痛、頸部僵硬，獲得很大程度的改善！**

平日裡，只要想起 TAKIMIKA 桑如向日葵的燦爛笑臉，「我可以的！」、「來挑戰看看吧！」的正能量就能不斷湧現。不僅工作進展順利，公私領域也都能保持不錯的狀態！

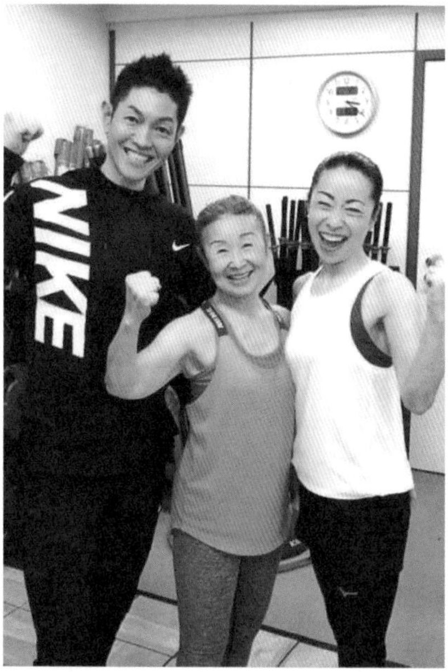

每次見面總感覺她的身體又變得更強壯了！一再叫我驚喜的 TAKIMIKA 桑。

太感動了！
我的肩膀能上提了！
感覺自己變年輕了！

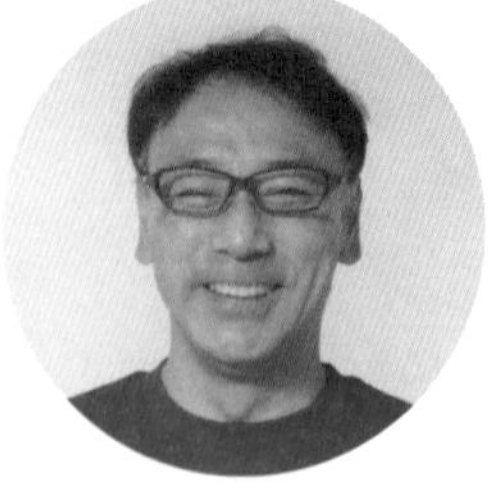

55歲 東京都太田區

加藤孝之 先生（上班族）

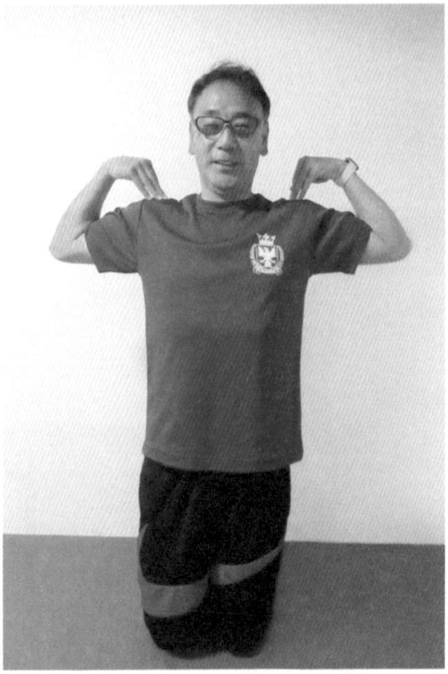

TAKIMIKA 體操讓我的肩膀能正常轉動！

三年前我開始練習瀧島體操，受到了很大的衝擊！自以為很正常的「肩胛骨」，竟然完全動不了。多虧了 TAKIMIKA 桑的轉肩體操，**如今，我的肩膀已經能夠上提，僵硬的問題也解決了。**男生做運動時容易用蠻力硬練，但真到了 100 歲的時候，就會發現「身體柔軟」、「活動自如」才是最重要的。

TAKIMIKA 桑不管是搭電車還是吃飯的時候，都不會把身體憑靠在椅背上，我也學她把這**「背脊打直的習慣」帶入到每天的通勤生活中。**光是姿勢挺拔，就覺得自己變年輕了！希望有一天，能像她一樣，90 歲了還一次踩兩階，咚咚地飛奔上樓（笑）。

越活越健康！

Let's enjoy together !

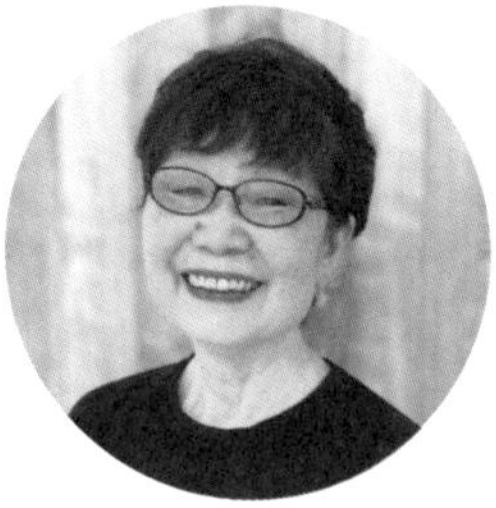

70幾歲
重新回到健身房運動！
屁股變翹了不說，接下來
更要重新挑戰書法！

70幾歲 神奈川縣藤沢市

富井蓉子 女士（家庭主婦）

接連看顧年邁的雙親，導致我長年上健身房的習慣被迫打斷。**身體發胖，體力流失，每天都覺得悶悶不樂……**。就在這個時候，我在電視上看到了 TAKIMIKA 桑，**就此產生了無比的勇氣！**如今我抱著嶄新的心情，重新回到健身房運動。有些運動我做得不是很好，但受到「堅持下去！」這句話的鼓勵，現在連游泳我都想嘗試看看。

當然，我在家裡也常做瀧島體操。**沒想到，令人痛恨的「肥肉」不見了，下垂的屁股也上翹了。**我深刻體會到：「只要持之以恆，即使活到這個年紀，體力還是可以練出來的。」

跟 TAKIMIKA 桑一樣，我的人生才正要開始。我打算重新學習從以前就很喜歡的書法。

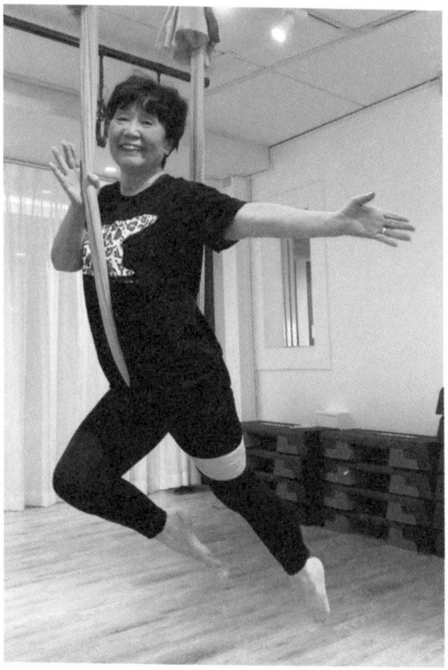

我超愛上「空中瑜珈」的！

讓你越活越美麗

目次 Contents

第2章

瀧島體操・基礎篇——「3個放鬆、1個鍛鍊」

照片提供——P.4 攝於「市民公開講座 第21回健康論壇」
(Holonics Group／NPO法人未來Process主辦，醫療法人醫誠會協辦)
服裝贊助——P.42、43的上衣、褲子
(皆由TRANSIT PAR-SUCH提供，TRANSIT PAR-SUCH青山店，TEL：03-6450-6340)

第3章 瀧島的故事・前半段——「克服了一個危機，還有更大的危機」

第4章

瀧島體操・重訓篇——「4套菜單打造個人史上最棒的身體」

第5章 瀧島的故事・後半段——「歲月不斷往前進，人生越活越精彩」

第 1 章

瀧島的
7個生活好習慣

TAKIMIKA'S LIFESTYLE

請從「anti-aging」畢業，朝「power-aging」邁進吧

在實際操作瀧島體操之前，我想先來介紹一下我本人，平常是怎樣活動我的身體的吧。

以下的「7個生活習慣」，是我每天不自覺在做的事。但是，我仔細審視了一遍，發現它們全是「**在健身房運動時教練不斷耳提面命的重點**」，我只是把它們帶入日常生活中罷了。所以，我在想，說不定這些習慣對各位的生活也會有所幫助。

再者，雖然不是生活習慣，但最近「**power-aging（活力老年）**」這個口號已經

成為我的口頭禪。

世人經常會被「anti-aging（抗老化、延緩老化）」這類廣告詞所吸引。但偷偷告訴你，我個人不太喜歡「anti」這個字。因為講到「抵抗」、「反抗」，就代表我們是被動的受害者，感覺超不好的！

不瞞你說，我自己是越活越年輕，不管是心態上，還是體態上。

假設人生有100歲，你想不想越活越「強壯」、越活越「美麗」呢？隨著年紀的增長，我們的力量也應該要成長才是。抱持著這樣的理念，我向大家鼓吹要「power-aging」。因為太喜歡這個詞了，我連公司都取了相同的名字（笑）。

說到這個，不久之前，**哈佛大學的教授**才稱讚我說：「power-aging這個口號取得太激勵人心了」，還特地在課堂上介紹了瀧島體操的活動。我希望這世界不管哪個地方的人，都能活得健康又長壽。所以，讀者們一定要試著實踐書裡說的7個好習慣喔！

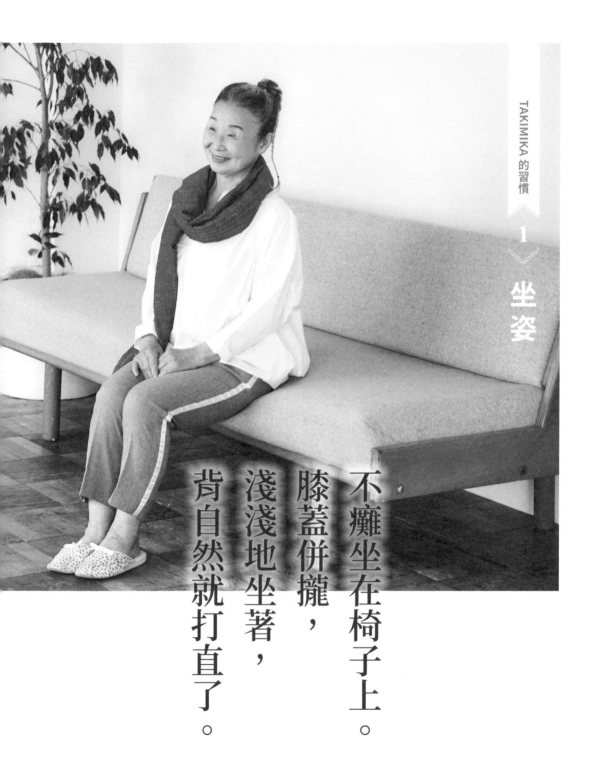

TAKIMIKA 的習慣 1

坐姿

不癱坐在椅子上。
膝蓋併攏，
淺淺地坐著，
背自然就打直了。

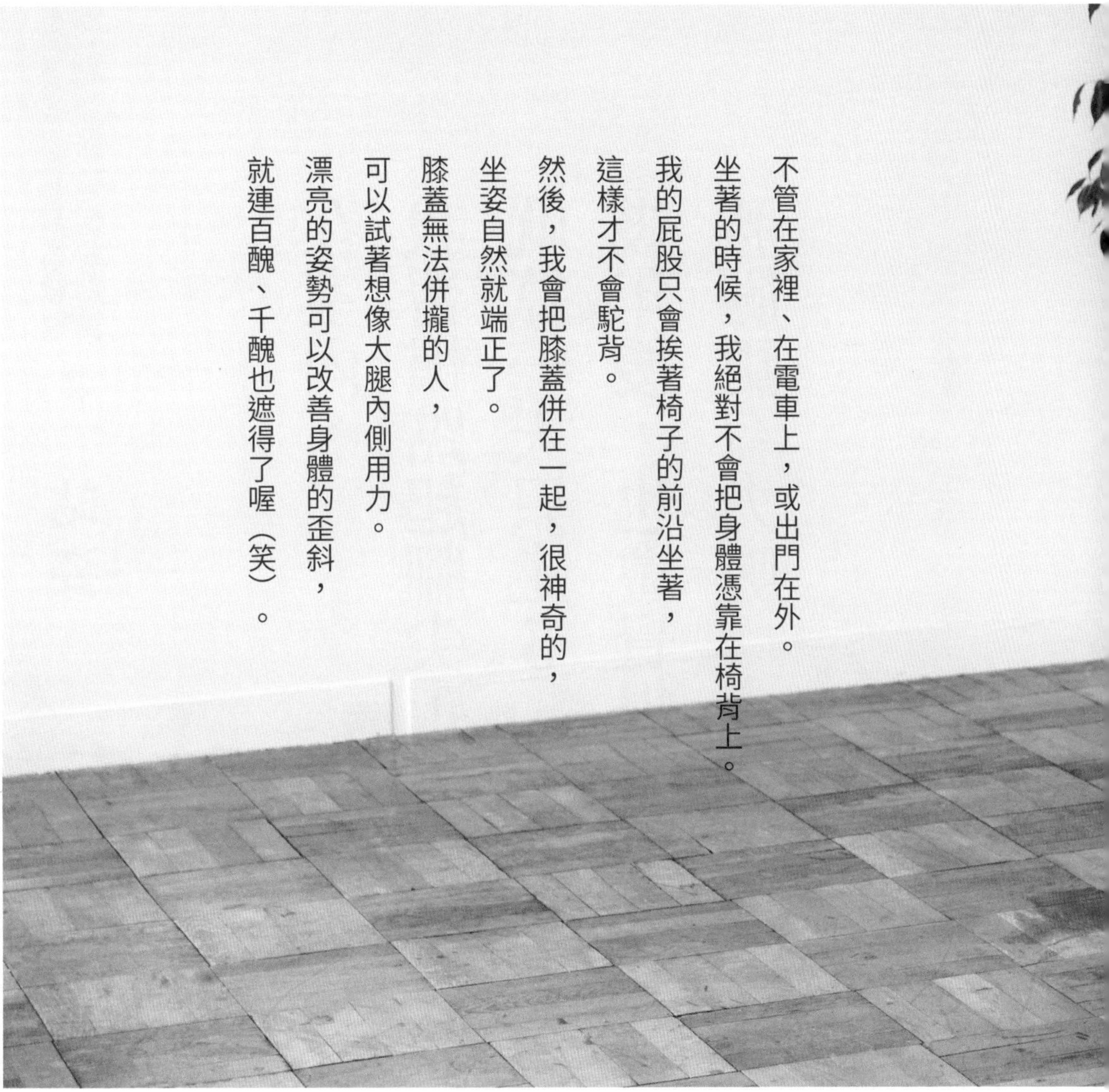

不管在家裡、在電車上，或出門在外。

坐著的時候，我絕對不會把身體憑靠在椅背上。

我的屁股只會挨著椅子的前沿坐著，

這樣才不會駝背。

然後，我會把膝蓋併在一起，很神奇的，

坐姿自然就端正了。

膝蓋無法併攏的人，

可以試著想像大腿內側用力。

漂亮的姿勢可以改善身體的歪斜，

就連百醜、千醜也遮得了喔（笑）。

Takimika Episode

題外話

最近，我把客廳改成了工作室，方便居家鍛鍊或線上教學之用。

因為這樣，我家的椅子大幅減少了。

在室內，
我習慣踮起腳尖走路。
就算一天只走5、6步，
幾年後，也會覺得
腰腿更有力喔。

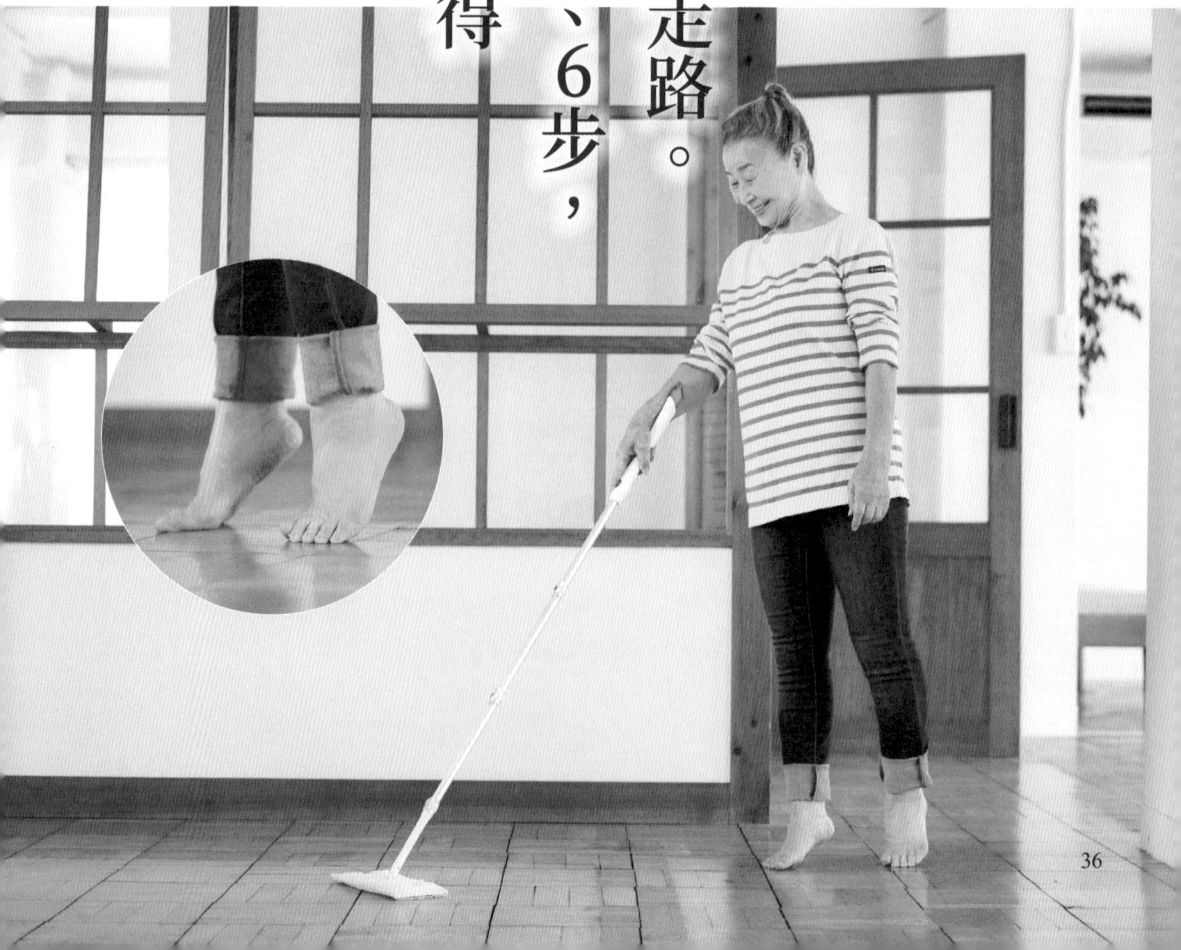

我在家裡移動的時候，
一向是「踮著腳尖」的。
比方說，去上洗手間的時候，
就算只有幾步也沒有關係。
除了鍛鍊小腿肌肉，還能強化體幹和身體的平衡感。
仔細想來，
我在掃地的時候、做飯的時候，
也會不自覺地「踮起腳尖」。
感覺自己就像芭蕾舞者一樣，挺不錯的。

Takimika Episode
題外話

我家的除塵拖把，經過我經年累月的使用，已經彎得不像話。
以前可沒有這麼好用的東西，真是太感謝它了。

走路

你知道，該何去何從嗎？練習「倒退走」，是我每天必做的功課。

Takimika Episode
題外話

走路的時候，我會前後大幅度地「探出」手臂。不光只是「擺動」，而是刻意把手臂「往前伸」，目的在活動肩胛骨。

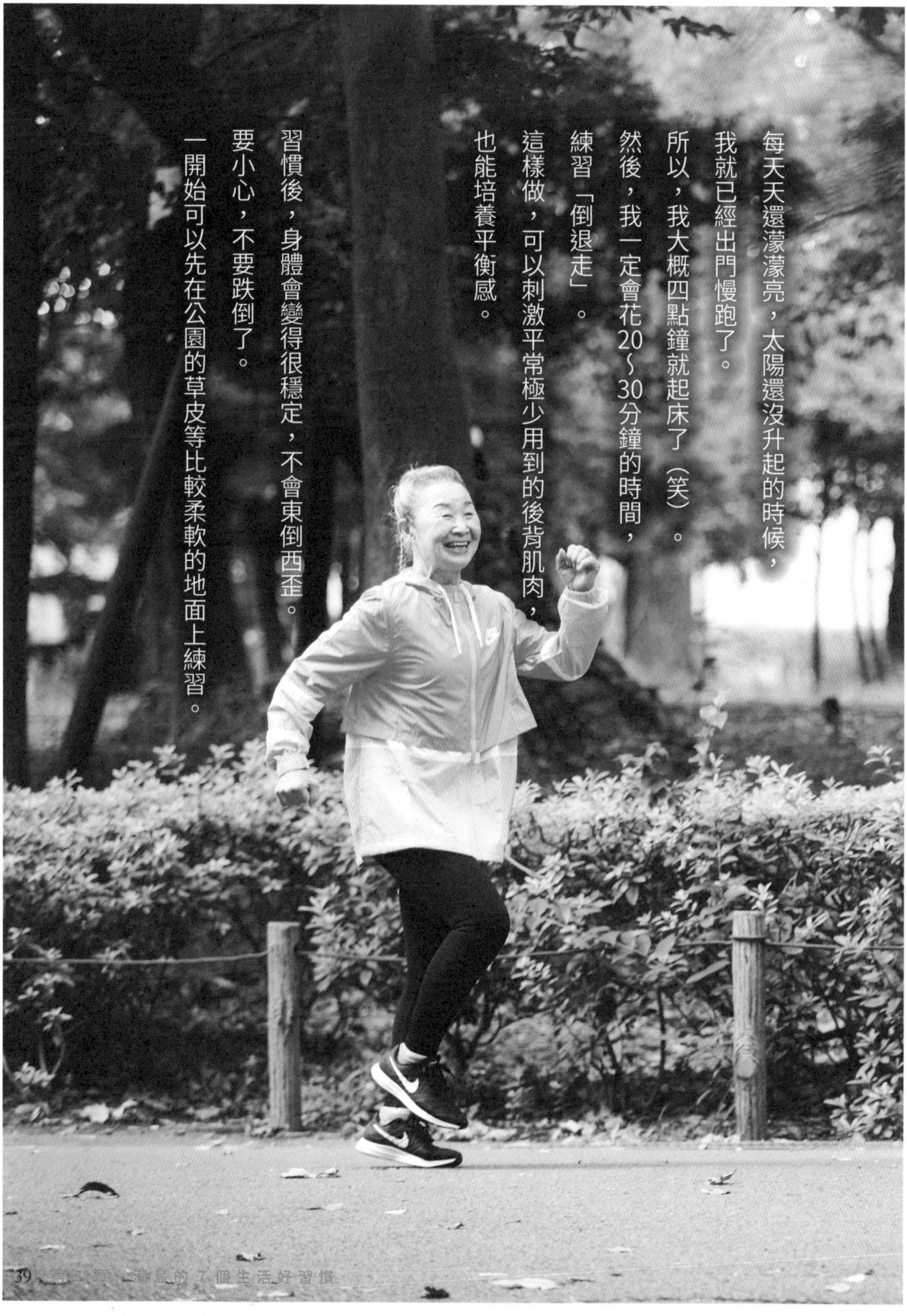

每天天還濛濛亮，太陽還沒升起的時候，
我就已經出門慢跑了。
所以，我大概四點鐘就起床了（笑）。
然後，我一定會花20～30分鐘的時間，
練習「倒退走」。
這樣做，可以刺激平常極少用到的後背肌肉，
也能培養平衡感。

習慣後，身體會變得很穩定，不會東倒西歪。
要小心，不要跌倒了。
一開始可以先在公園的草皮等比較柔軟的地面上練習。

晚餐的兩杯紅酒，加上新醃的醬菜，對我而言，是最棒的營養補給品。

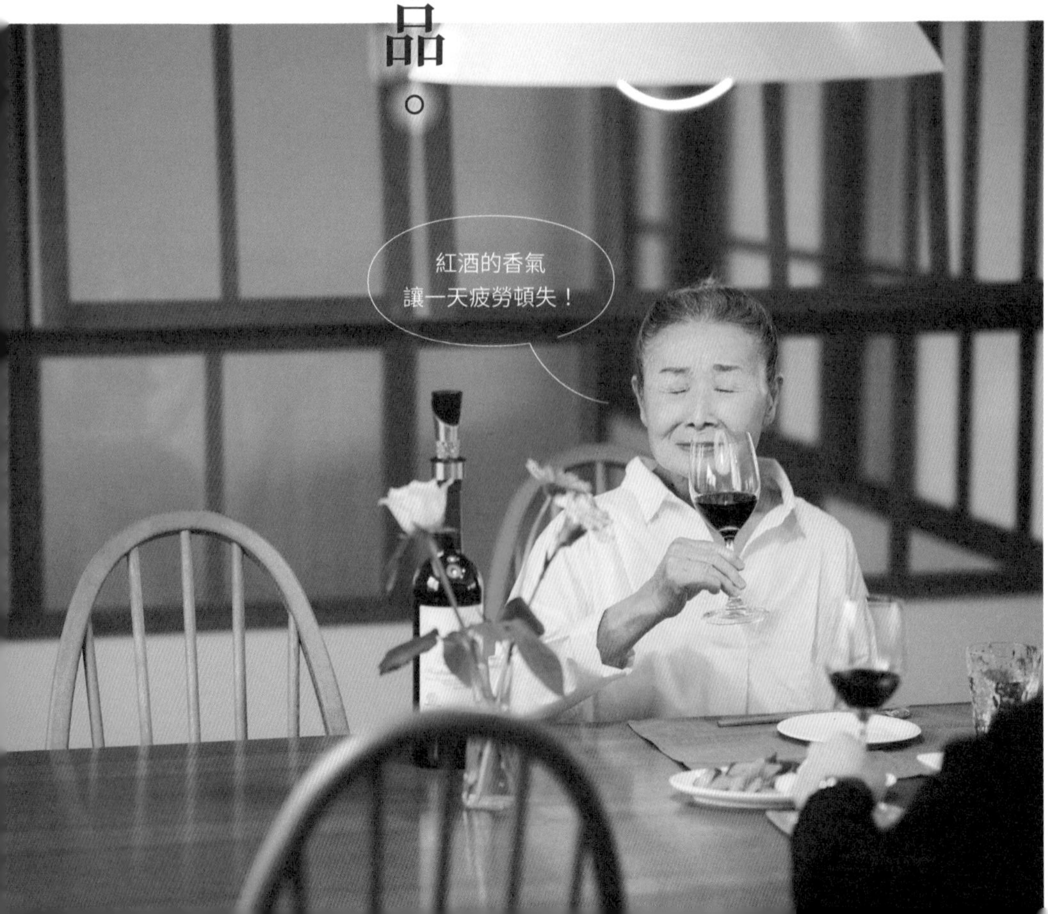

我在飲食上，是完全沒有忌諱的。
我希望從食物中攝取營養，所以我也完全不碰保養品。
紅酒和新醃的醬菜是我的最愛，
每天晚上它們都會出現在我的餐桌上。
其他的，像是優格、韓式泡菜、納豆等，
我對發酵食物完全沒有抵抗能力。
多虧有它們，我的腸道一直很健康。
還有拉麵、漢堡、蛋糕，這些也都是我的最愛！
如果再來顆紅豆大福，人生就完美了（笑）。
只要秉持「吃多少就動多少」的原則，
熱量最終還是會歸零的。

自己做的米糠醃菜
是我的心頭好！

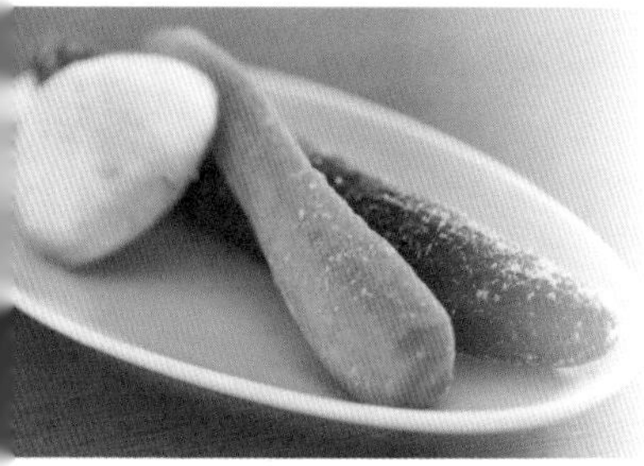

Takimika Episode
題外話

不久之前，我到朋友的店裡還是啤酒、燒酌、清酒的什麼都喝。
不過，為了讓自己更有力量，現在已經比較克制了（笑）。

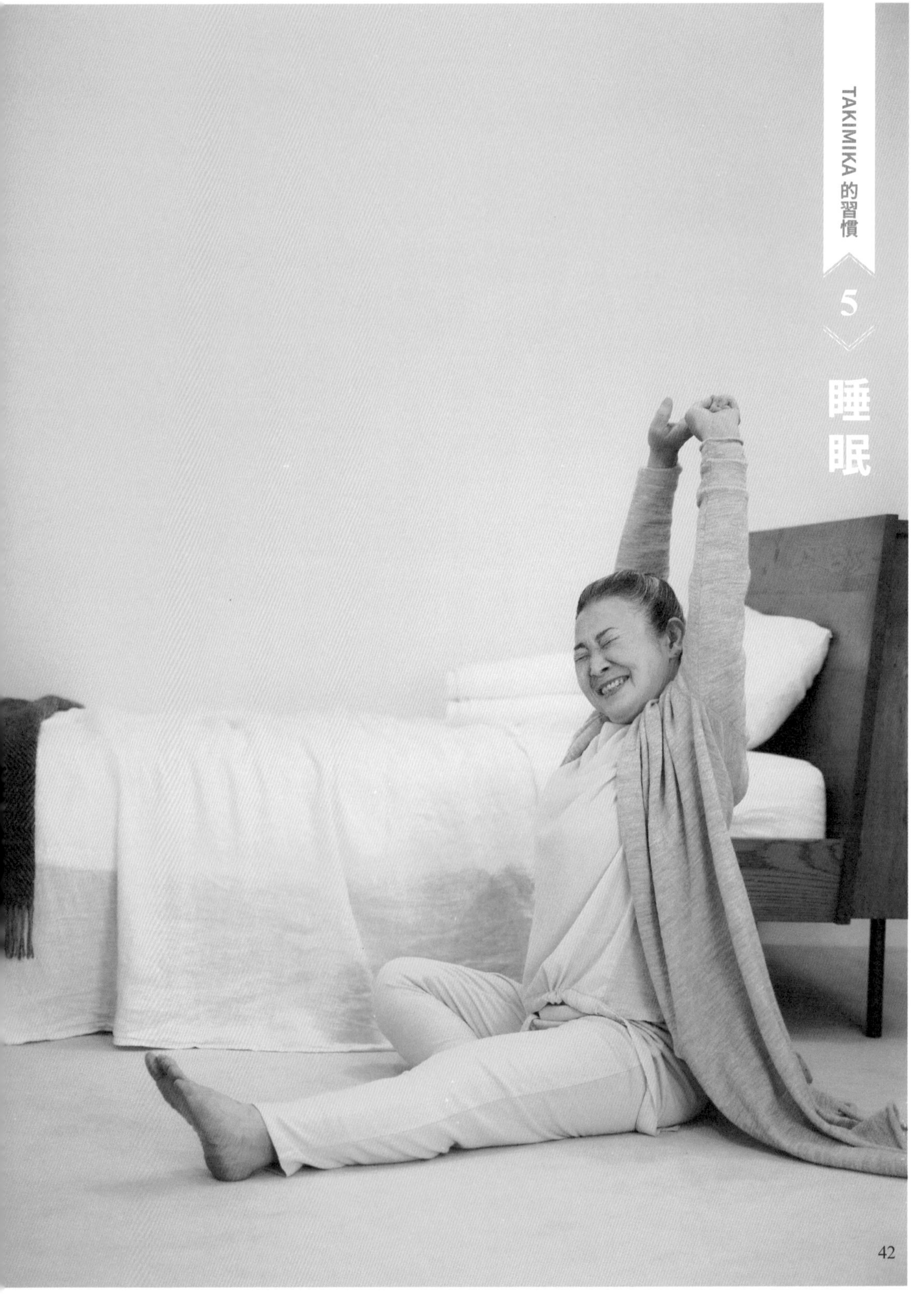

TAKIMIKA 的習慣

5

睡眠

我大概11點會上床睡覺。
在那之前，我會做30分鐘的伸展操，
把身體鬆開了，才鑽入棉被睡覺。
如果不是像我一樣的重度運動者，
只要5分鐘或10分鐘就夠了，
把自律神經調整好，很快就能睡著。
記得配合深呼吸。
從鼻子，花3秒鐘，大口把氣吸飽；
從嘴巴，分20秒，慢慢把氣吐光。
這樣做不只可以幫助睡眠，
還可增進肺活量。

Takimika Episode
題外話

一開始，可能撐不到20秒就把氣吐光了，
但持續練習，氣自然就變長了。

TAKIMIKA 的習慣 6

生活作息

一定要規律。
我認為「持續、固定的行動」，
是讓心恢復活力的關鍵。

Takimika Episode

題外話

早、中、晚各「刷牙」一次，也是我的固定行動之一。早上和晚上我會用電動牙刷，中午那次就用一般牙刷空刷（不擠牙膏）。多虧有這個好習慣，我的牙齒全是自己的，沒有半顆假牙。

有沒有哪件事是你不喜歡、也不擅長的？
但你硬著頭皮持續做它，直到它變成你的生活習慣。
於是，你找回了健康，心更重新活了起來。
對我而言，那件事就是運動。

我每天4點起床、出門跑步，7點吃早餐。
9點上健身房，一直到下午5點，
從事各項運動和訓練。
晚上6點吃晚餐，8點洗澡。
10點做伸展操，11點上床睡覺。

這樣的規律作息，
讓我一年365天，每天都能展現歡樂笑顏。
也請你試著摸索出，適合你個人的生活作息吧！

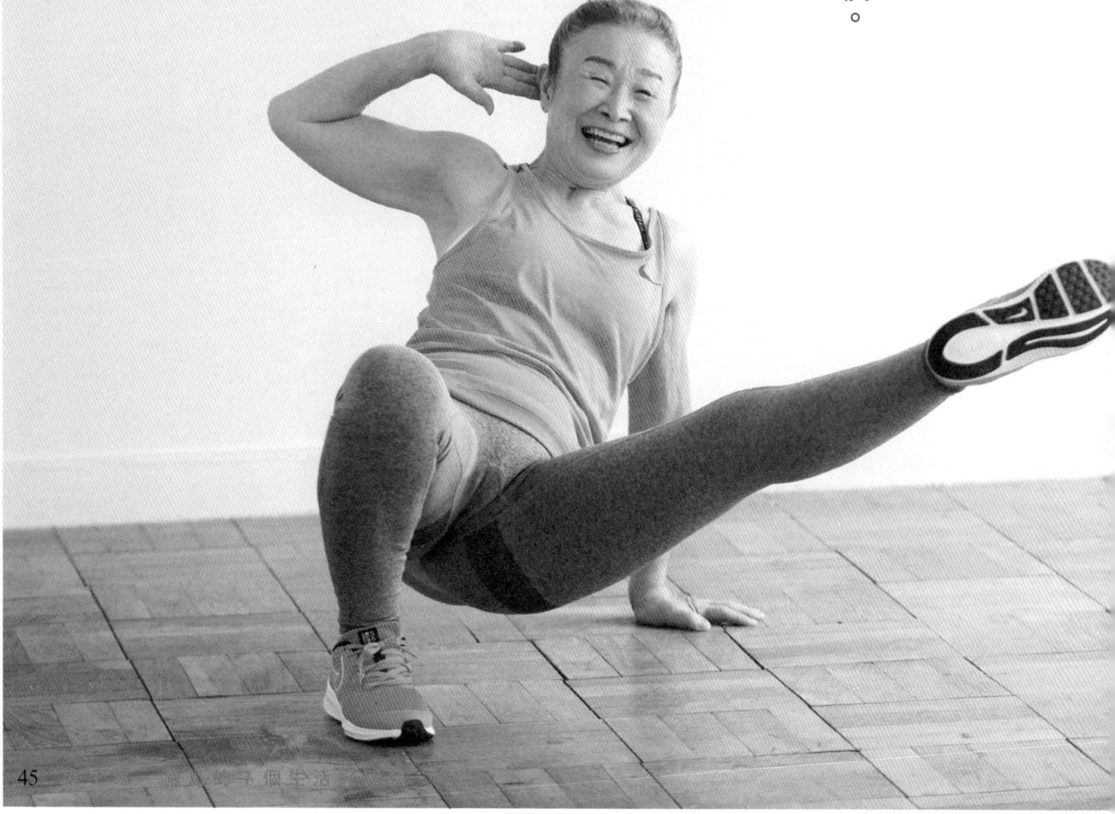

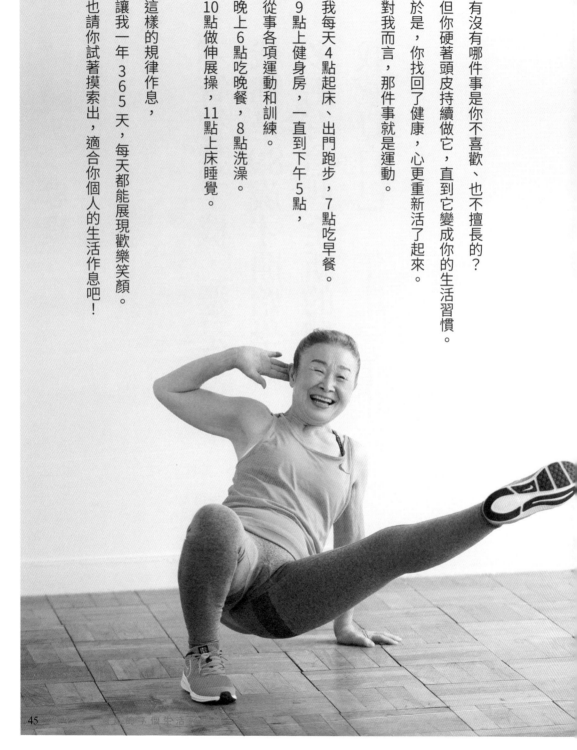

7 思想

不管智慧手機，還是英語，
我都是89歲才開始學的。
多虧有這些全新的體驗，
我感覺自己一年比一年年輕。

我很願意挑戰新的事物。
最近，我開始學習用手機上 IG 或 FB。
雖然還有很多環節我不懂，
但能跟全世界的人「交朋友」，
真是太棒了。
我也學會了要怎樣開設「線上課程」。

現在我還在努力學習英語。
像自我介紹這類比較簡單的，
已經可以開口說了喔。
說不定將來有一天我能去國外授課呢，
超期待的！

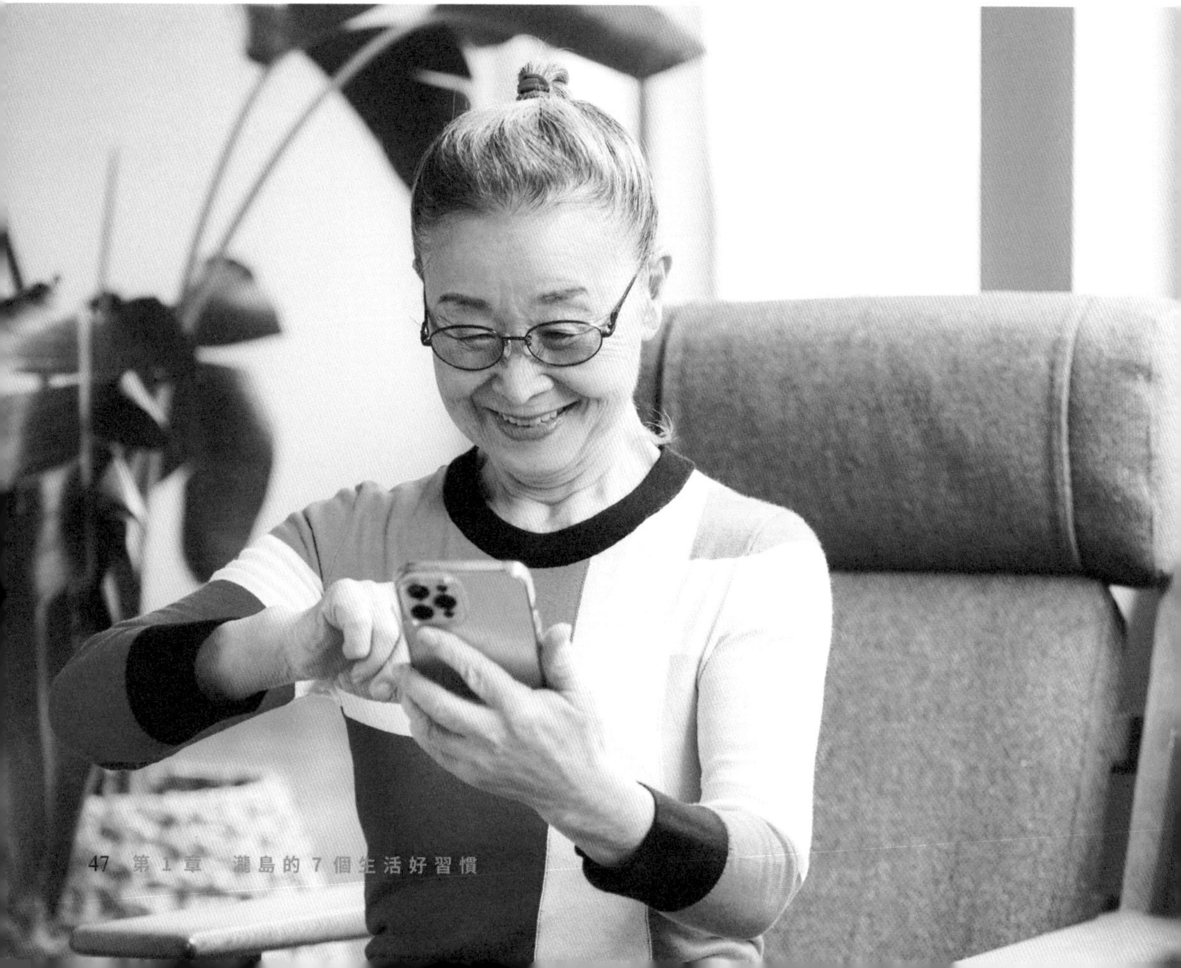

不管幾歲「都要美美的」
用「汗水」取代「化妝水」

「我想要擁有渾圓上翹的臀部，就像巴西女人或黑人女子那樣。」

當我還是健身房菜鳥的時候，我向我的老師、私人健身教練中沢智治先生這麼說道。

隨著私人教練課上久了，我對自己的體力逐漸有了自信，然後我的心也變大了。

「我要讓身體的線條更漂亮！」

「我要變得更美麗！」

身為女人，會有這樣的夢想，是理所當然的事。不管幾歲，「美麗」永遠是女人不變的追求。**這沒什麼好丟臉的，請大家跟我一起追夢吧！**

順道一提，中沢教練成功幫我實現了我的夢想，讓我喜獲翹臀一枚。現在，我全身上下**最有自信的地方就屬這「翹臀」**了。

我的目標是，維持這令我自豪的魅力點直至１００歲。

話說回來，經常有人問我都怎麼化妝？

不過，不好意思，我平常沒有在化妝的，只有拍書籍、雜誌的宣傳照，或是上電視錄影的時候才會讓人幫我化妝。像前陣子，89歲的我初次體驗了「貼假睫毛」，感覺超興奮的。

不只化妝，就連肌膚的保養什麼的，我也沒什麼訣竅可提供給大家參考。因為我洗澡也都是一塊肥皂從頭搓到腳的那種。

但是，別人檢測我的肌膚年齡，說它比實際年齡年輕了快30歲的樣子。我在想，肯定是運動時大量流出的汗水變成了化妝水的緣故（笑）。

還有就是，我每天都會喝很多的水。

吃我喜歡吃的，吃多少動多少，然後流汗。喝水、補充水分，伸展完後泡個澡。白天有運動，晚上就能睡得好，嗯嗯也會很順暢喔。

只要維持這樣的生活作息，相信大家自然而然都能成為美麗的大人。

從峇里島回來胖了9公斤，頭一次沮喪到「不想再運動」了

其實，我自己也曾失敗過好幾次，所以，實在沒什麼資格可以說大話。比方說，我就曾經出國度假，肚子肥了一圈回來。

當時，我的女兒住在印尼的峇里島，她跟我說：「媽，妳偶爾也過來玩嘛！」於是，我就去了。這是我第一次在國外住上這麼長的時間。峇里島的生活實在是太快樂、太享受了，然後悲劇就發生了。**我每天都過著不運動、暴飲暴食，所謂自甘墮落的生活。**

結果，不出所料，3個月後我回到日本，體重整整暴增了「9公斤」。因為那段時間我的身體幾乎沒動。

至今，我的老師中沢教練仍會講述我當時的樣子給我聽，讓我引以為戒。

「那個時候，我都懷疑站在我面前的這個人，真的是我認識的瀧島女士嗎？**許久不見的瀧島女士簡直換了一個人**。不光是外表的問題，就連她的內心，也變得不一樣了。以前我們在訓練的時候，她從來不會對我說：『教練，不行，我做不到。』但現在她竟

然哀聲求饒，想要放棄。這讓我深刻體會到，一旦身體不動了，心也會跟著不動，這真是一件很嚴重的事。」

想起當時的大失敗，我到現在仍覺得很丟臉，恨不得有個洞可以鑽進去。不過，人生不可能永遠一帆風順，大家也要試著看開一點，不要給自己太大的壓力。

最重要的是，不管你胖了多少，都不要放棄。放棄就什麼都完了。

TAKIMIKA'S
COLUMN - 01

辮子頭與呼拉舞

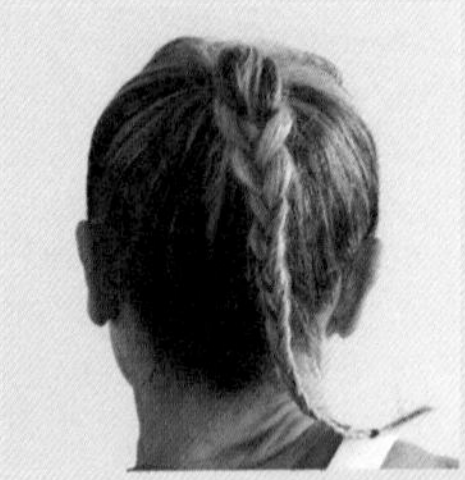

「辮子頭」是我的招牌，而我一直維持這樣的髮型是有原因的。這跟我的人生第二大興趣（第一大興趣是運動）——「呼拉舞」有關。

我七十四歲開始學跳呼拉舞，從此它變成我的人生職志。截至目前為止，中野的太陽廣場、橫濱的大棧橋廣場等地，都曾留下我公開表演的足跡。

在呼拉舞的世界，頭髮被視為「Mana（靈力）」駐留的地方，舞台上「留著一頭長髮」表演乃是規矩。當然，你可以選擇接髮或戴假髮，不過，那個在夏天實在是太悶熱了……

另一方面，我個人覺得「長髮」對運動是一種干擾，因此，為了兼顧呼拉舞和運動，我採取了「綁辮子」這個兩全其美的方法。

第 2 章

瀧島體操·基本篇

「3 個放鬆、1 個鍛鍊」

只要擴大「三個可動區域」的範圍，就能恢復身體的柔軟

我說過，瀧島體操是**「讓身體活到100歲，都能活動自如的體操。」**

人類的壽命不斷在延長，日本人的平均壽命已經快逼近「90歲」。

當然，活得久本身是件好事。但，生活能夠自理的日子，所謂「健康餘命」卻沒有同步變長，這就會變成社會問題了。

活得久，健康餘命卻沒有變長，會發生什麼事呢？

這代表辛苦工作了一輩子，卻「在人生下半場，該好好犒賞自己的時候」躺在床上，受人照顧。具體來說，這樣的時間男性平均為九年，女性則為十二年。

不管是誰，都希望自己退休後的人生健健康康；一直到嚥氣的那一刻為止，過著獨立自主、有尊嚴的生活。因此，瀧島體操就是為了延長大家的健康餘命，讓大家永遠能

用自己的腳走路而設計的。裡面的動作，從9歲到90歲都可以做，請你務必讓它成為你的生活習慣。

那好，接下來我將告訴你這套體操的具體內容是什麼。

首先，它可以幫助大家把以下「**三個可動區域**」的範圍擴大。

①肩胛骨
②脊椎
③髖關節

這三個區域，大家應該或多或少都曾聽說過。

只是，平日裡，應該很少有人會刻意、積極地去「擴大」它們的活動範圍吧？

這很正常。因為不管是肩胛骨、還是脊椎或髖關節，這些部位都深埋在身體裡面，平常我們很難意識到它們。反過來說，正因為我們很少去注意，所以久而久之，它們變得像鐵一樣僵硬，我們卻完全不自覺。「身體僵硬」，會造成怎樣的影響？你可以想像得出來嗎？

- **動作不靈活**
- **容易受傷**
- **容易疲勞**
- **代謝及血液循環不良，容易發胖**
- **經常發生肩頸僵硬、腰酸背痛的毛病**

不僅如此。

呼吸機能、免疫機能，身體理所當然應該具備的正常功能，都會逐漸低下。

還有，**會變得容易跌倒**。特別是老人家，更要慎防跌倒。因為一旦跌倒，一個小小骨折，就能讓他們活動力下降，整天待在家裡，加速朝「臥床、失能的生活」邁進。

最近，囿於新冠肺炎疫情的擴大，大家都盡量減少外出，導致**年輕人中有人走在路上跌倒，體力衰退的人更是明顯增加**。

是的，擴大可動區域的範圍，可以讓你健康呷百二。對各個年齡層的人來說，都是非常重要的事。請先理解這「三個可動區域」的重要性，並試著想像「只要把它們鬆開，就能通體舒暢」吧！

順道一提，一般人常有誤解，以為身體變硬的原因，是因為「年紀增長」的緣故。請等一下，如果年紀大身體就會變硬的話，那我90歲，不就整個人都硬邦邦了？

然而，就連一開始完全做不到的「180度劈腿」，我現在做起來都輕輕鬆鬆。我從**70歲開始練起，每天循序漸進地慢慢練，終於在3年後成功把腿劈開**。因此，我可以證明，只要不放棄、持續練習，任誰都可以擴大身體可動區域的範圍。

可動區域是越大越好，所以，身體也是越柔軟越好囉？那可不一定。因為每個人天生的骨骼或身體的構造不一樣，所以柔軟度**「差不多」就好**。

其實，只要擴大這「三個可動區域」的範圍，全身的柔軟度就會大幅提升。那是因為肩胛骨、脊椎、髖關節這三個地方，**乃主導身體核心肌群（中心部位的肌肉群）的運動器**。我們盡量不講專業術語，所謂的核心肌群，請你把它想成接下來會講到的體幹訓練的「**體幹**」就行了。

這三個部位，每一處都是直接影響「姿勢」、「體能」的運動器。不論是鬆開的好處，或是變硬的後果，都會對身體產生全面性的影響。

而根據我個人的經驗，以下這點是最重要的，請你一定要做到。

每天持續做，就算只做「1秒」都沒關係。

我自己本身，是長年上健身房運動的老鳥，我很清楚「無法堅持下續的理由」。那是因為大家潛意識裡都會這樣想：

「如果沒有花很多時間運動，應該就不算『成功』吧？」

胡說，絕對沒有這回事！

正是因為給自己訂的難度太高了，才會沒辦法堅持下去。

我看過太多在運動這條路上半途而廢的學員了，所以我非常知道。

每個人的情況都不一樣。

有可能今天就是沒辦法運動，有可能今天就是不想運動。

這個時候，如果自我厭惡：「啊，我太失敗了。」這樣不是本末倒置了嗎？身體還沒享受到運動的好處，心態反而先不健康了。

因此，就算只做了一秒的伸展也沒關係，你只要想：「我今天也有做瀧島體操了」就好了。

瀧島體操的精神在於：「1秒也OK」。

這樣你才能常保心靈的健康，不會總是垂頭喪氣的。

千萬不可以放棄唷。

「強化體幹」，可以讓全身活動起來更有效率

話說，在第2章【瀧島體操‧基礎篇】中，除了教大家擴大「三個可動區域」的範圍外，還有一點需要大家跟我同時進行的，那就是

④體幹訓練

「體幹」指的是，包括骨骼和關節在內，「身體核心肌群的強度」。

長在地面上的樹木，得有強壯的樹幹才能開枝散葉、枝繁葉茂，**人類的身體也一樣，得依靠體幹的支撐才能維持穩定**。因此，要讓身體靈活、更有效率地活動，強化體幹是不可少的功課。

體幹強壯，末端的手足四肢會變得比較有力，容易維持平衡、正確的姿勢。再者，

行動穩定，日常生活中就不易受傷或是跌倒，碰到以下的狀況，也能防範於未然。比如說：

❶在搖晃的電車上↓**可以維持理想、穩定的姿勢**。
❷搬抬重物的時候↓**輕鬆就可以抬起來**。
❸舒緩肩頸僵硬、腰痛、頭痛↓**矯正身體的歪斜**。
❹不會動不動就氣喘吁吁↓**動作敏捷，體力棒棒**。
❺胃脹氣、消化不良、便秘等都可以得到改善↓**因為強化腹肌讓內臟機能變好了**。
❻減肥容易成功↓**肌肉量增加，基礎代謝率上升**。

是的，鍛鍊體幹的好處，多不勝數。

事實上，我自己剛上健身房運動的那幾年，也幾乎很少在鍛鍊體幹。上瑜珈課的時候，我們會做「單腳站立的姿勢」，但是我怎樣都無法保持平衡、讓身體不晃。

之後，我開始接受一對一的私人教練課程，結果教練告訴我說：「那是因為瀧島太太您體幹不夠有力的緣故。」

聽到這個，我真是太驚訝了。原來體幹力這麼重要，我之前都沒有注意到，枉費我持續運動了這麼多年。

於是，我開始鍛鍊體幹。當然，瑜珈就不用說了，就連之前我一做就抖到不行的動作，也能輕輕鬆鬆地完成。

「我已經幾十年沒做過像樣的運動了。」

針對這樣的人，我特地設計了簡易版的體幹訓練操。請你放鬆心情，試著挑戰看看！

瀧島體操的架構

第 2 章　基本編

66頁
～
75頁

肩胛骨　脊椎　髖關節

鬆開三個可動區域

＋

體幹訓練

＋

第 4 章　重訓篇

104頁
～
115頁

肌力訓練

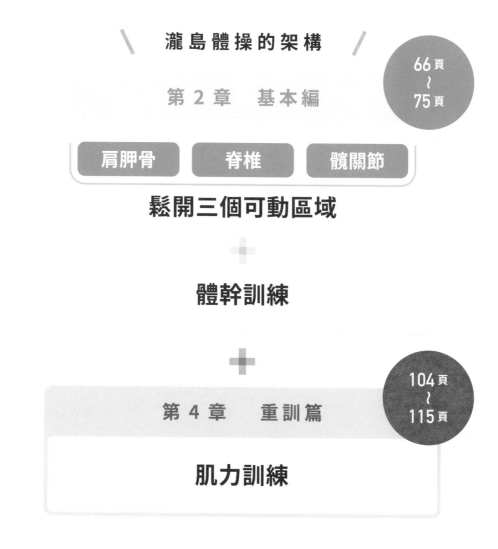

連「重訓」都不放過，絕對可以擊退「老化」

還有一個不可忽略的重點，那就是「肌力訓練」。

隨著年齡增長，肌肉量會逐漸下降，但是，透過肌力訓練，就連老年人也能增加身體的肌肉。

曾有一項研究，以高齡者為對象，讓老人家每週兩次、每次做1小時的運動，觀察他們肌肉量的變化。

結果發現，**只需一年的時間，他們的肌肉量就增加了5.5%**。

像我自己是65歲才開始運動的，我可以證實這項研究絕對沒有騙人（笑）。90歲的我，不僅比以前動得更多，生活也更輕鬆自在。相信這樣下去，我一點都不用擔心活動力喪失或運動障礙症候群的問題。

在我看來，「年紀大」和「退化」是兩回事。

是人都會老，這是自然的法則，是無法避免的事。

但是，「退化」這件事卻是人類自己招來的。

「誰叫我老了……」、「我都這把年紀了……」，懷著這樣負面的心態，不願再為自己努力，只想著要放棄，這便是「退化」的開始。

反過來說，**我們可以憑藉自己的努力，延緩甚至阻止「退化」的發生**。我要大家學做「瀧島體操」，目的正在於此。與其煩惱以後會失能、行動不便什麼的，還不如把這個時間用在做瀧島體操上頭，能做一秒是一秒，讓我們一起動起來吧！

只是，**一開始請不要太過勉強**。

不喜歡運動、對運動敬而遠之的人，先從第2章【基礎篇】的動作開始練習起，但記得要每天做就對了。覺得自己還可以的人，不妨試著挑戰第4章的【重訓篇】。

不管【基礎篇】還是【重訓篇】，只要能持之以恆地做下去，相信不管你的心靈或身體都會變得鬆快無比，未來的人生將任你遨遊高歌！

基礎體操

1

擰抹布體操

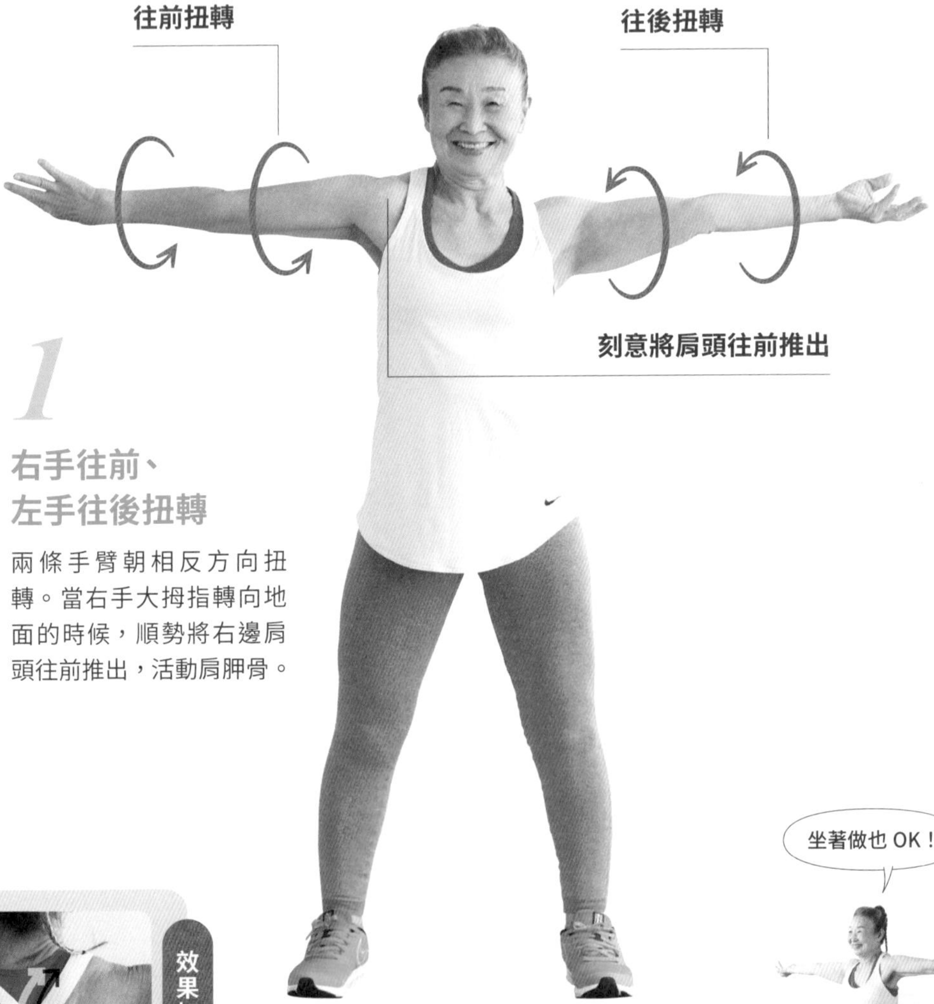
往前扭轉
往後扭轉
刻意將肩頭往前推出

1 右手往前、左手往後扭轉

兩條手臂朝相反方向扭轉。當右手大拇指轉向地面的時候，順勢將右邊肩頭往前推出，活動肩胛骨。

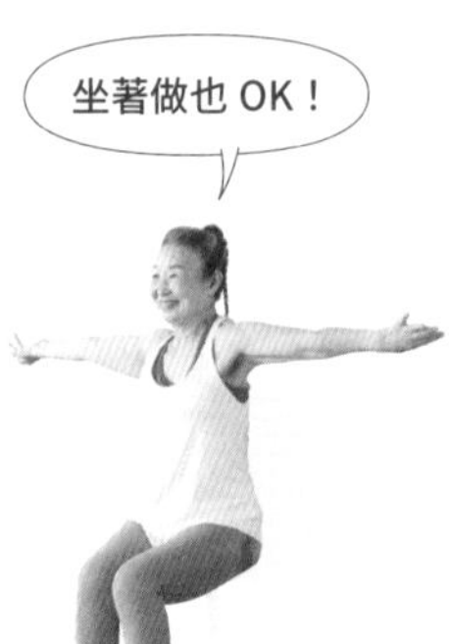
坐著做也 OK！

效果加乘的訣竅

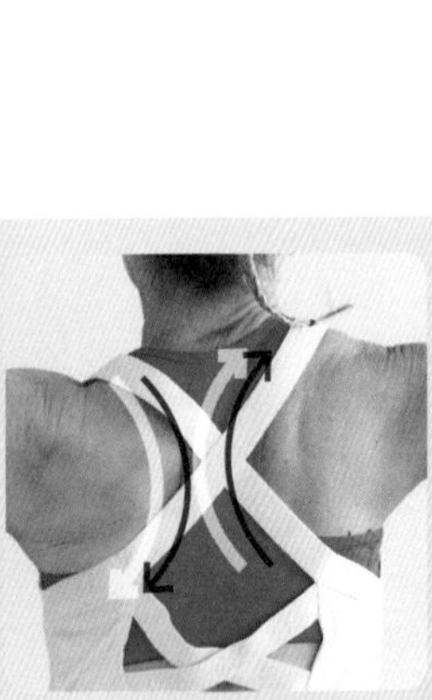

這樣做NG

✖ 兩手朝同一方向扭轉

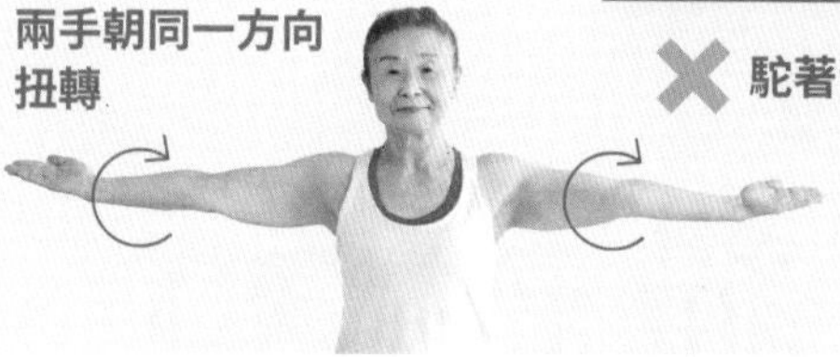

✖ 駝著背做

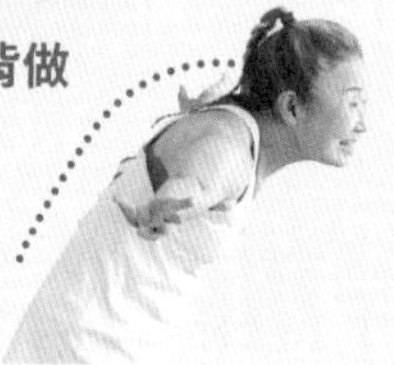

駝著背做，不會動到肩胛骨，是大大的NG。再者，左右手臂同方向扭轉，做了等於沒做，太可惜了！記住，要像擰抹布那樣，手臂一前一後扭轉。

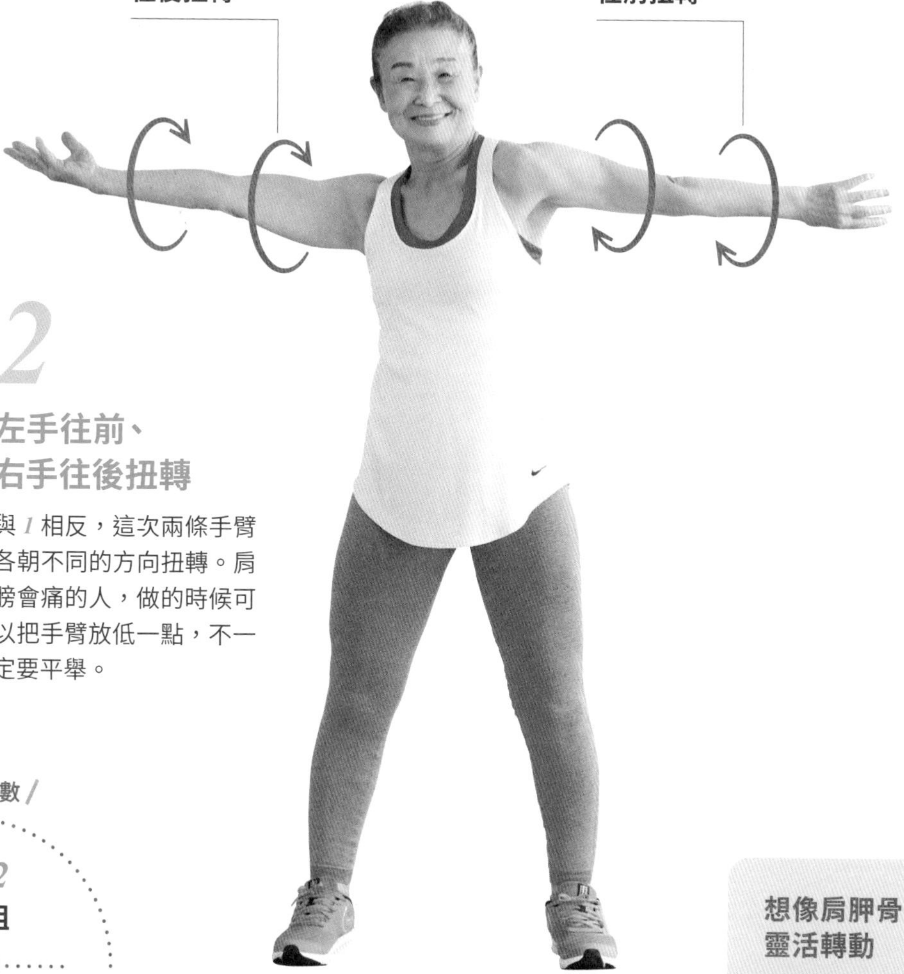

2

左手往前、右手往後扭轉

與 *1* 相反，這次兩條手臂各朝不同的方向扭轉。肩膀會痛的人，做的時候可以把手臂放低一點，不一定要平舉。

\ 建議組數 /

1 加 *2* 為一組

共做 **10** 組

想像肩胛骨靈活轉動

肩胛骨有 6 個運動方向，做的時候不妨想像它正在「360 度轉動」。刻意把肩頭往前推，會更容易活動到肩胛骨。

基礎體操

2

瑜珈牛貓式 體操

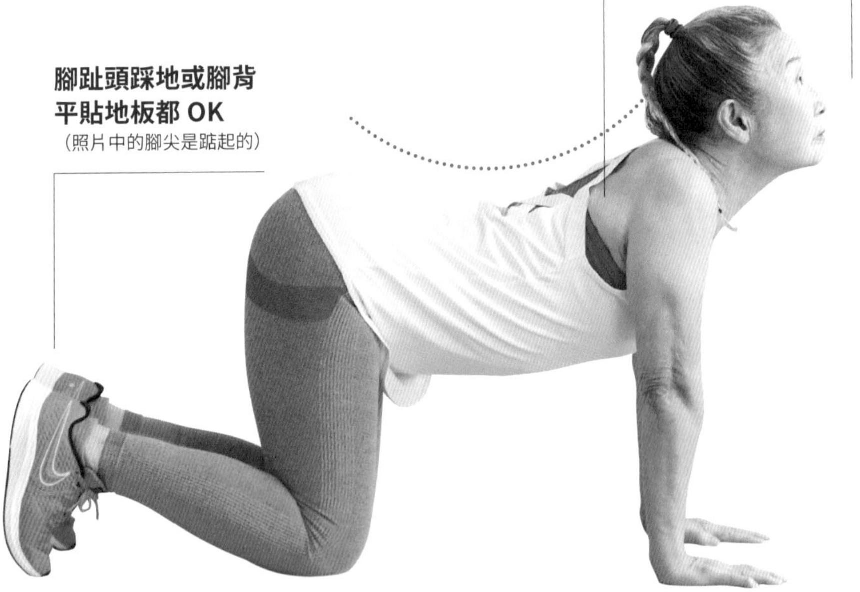
下巴抬高
放鬆腰、背，往下沉，
肩胛骨往中間靠近
腳趾頭踩地或腳背
平貼地板都 OK
（照片中的腳尖是踮起的）

1

背部下凹，模仿「牛」的動作

四足跪姿（四肢著地，雙手與肩同寬，雙膝與臀同寬），眼睛直視前方，脊椎下彎如「谷型」。做的時候配合呼吸，將肩胛骨往內夾。

效果加乘的訣竅

想像手掌用力推向地面

雙手用力推向地板，手肘自然就打直了。這時脊椎不管是要往上拱成「山型（如貓拱背）」或往下彎成「谷型（如牛凹背）」都會比較容易。

這樣做NG

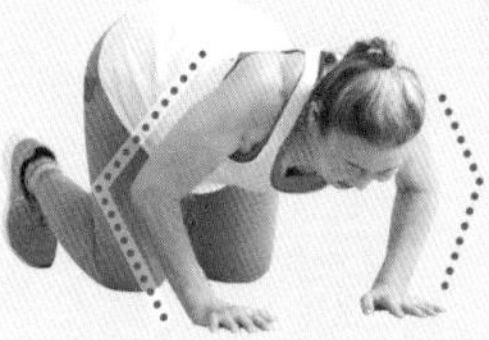

✕ 手肘彎曲

上半身呈現「伏地挺身」的姿勢可不行。肩胛骨被束縛住，脊椎就無法延展了。再者，腰痛的人做這組動作時，千萬不可勉強。

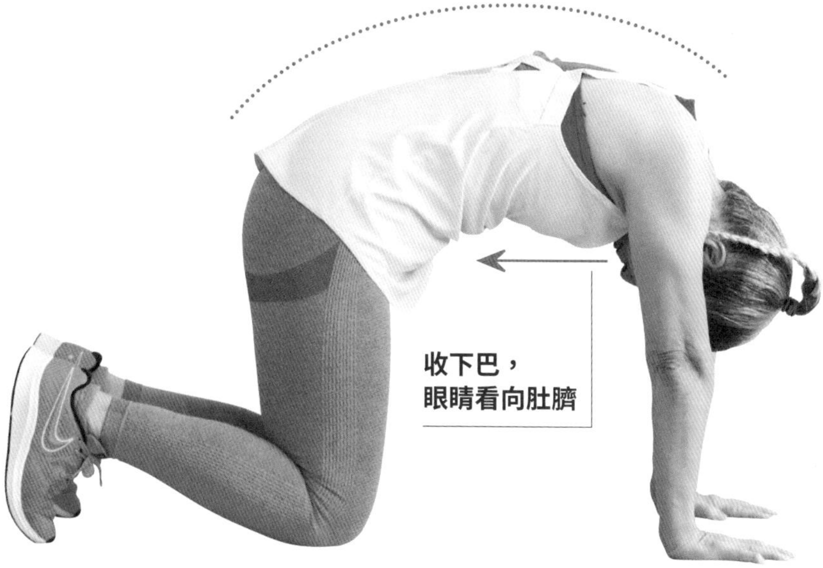
背部向上拱起
撐開肩胛骨
收下巴，
眼睛看向肚臍

2 背部上拱，模仿「貓」的動作

收下巴，眼睛看向肚臍。讓背部往上拱起如「山型」。配合呼吸，延展脊椎，鬆開肩胛骨。

\建議組數/

1 加 *2*
為一組
共做
10組

基礎體操 3

相撲深蹲轉 體操

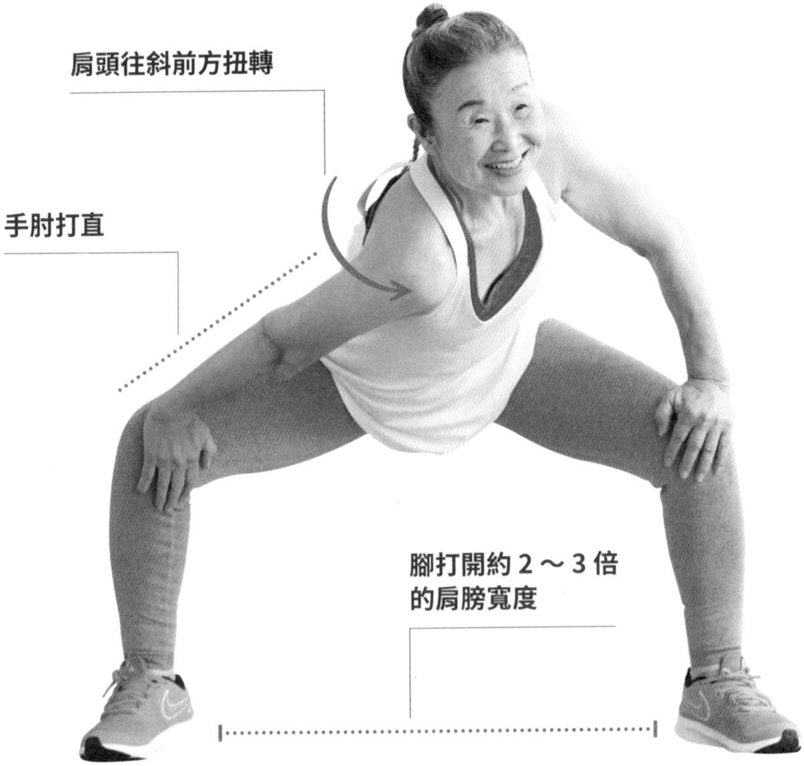
肩頭往斜前方扭轉
手肘打直
腳打開約 2～3 倍
的肩膀寬度

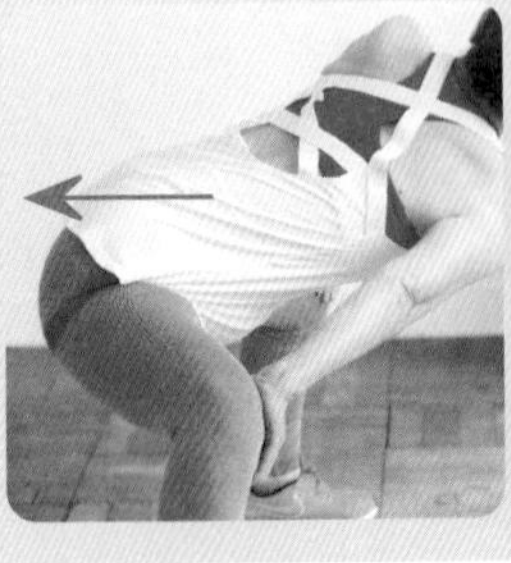
效果加乘的訣竅

1 右邊肩頭往「斜前方」扭轉

先擺好「相撲深蹲」的姿勢，兩手扶著膝蓋，刻意把右肩頭往斜前方推出。推的時候手肘要打直，盡可能轉動肩胛骨。停留五秒後，換邊做。

這樣做NG

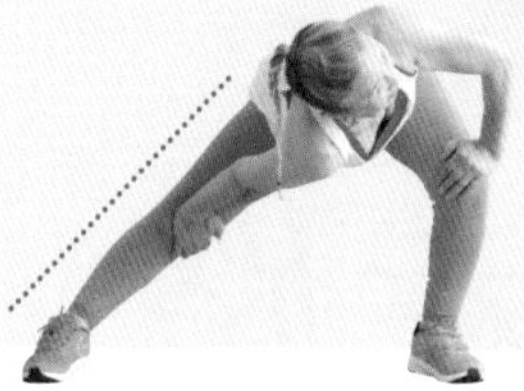

✕ 膝蓋打直

膝蓋打直，效果會減半，因為這樣就活動不到髖關節了。腳打開的幅度要注意一下，不要打得太開，到痛的程度就不好了。

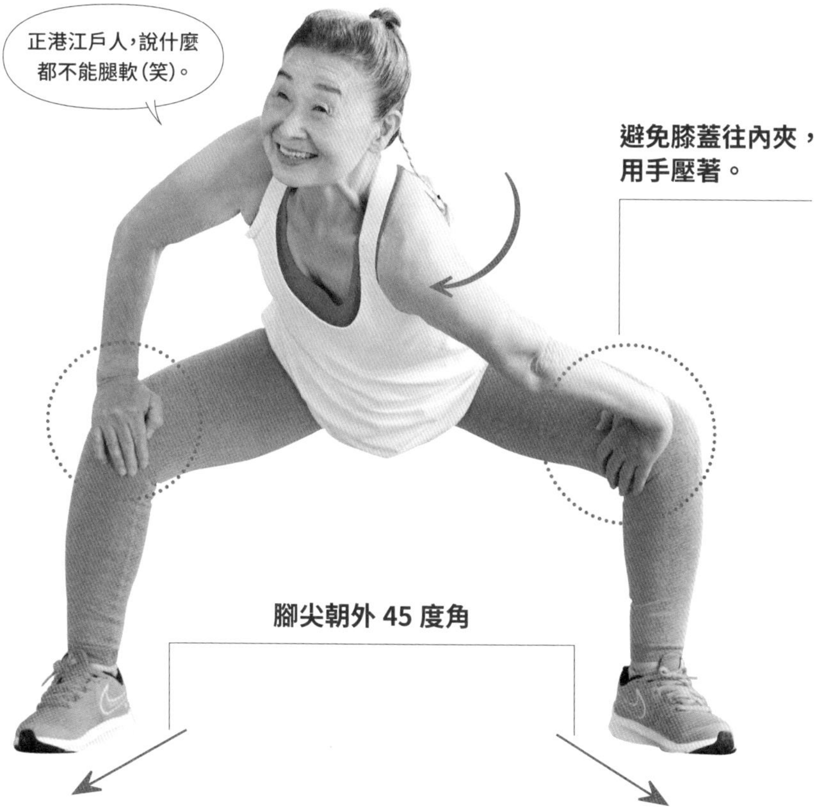
正港江戶人，說什麼都不能腿軟（笑）。
避免膝蓋往內夾，用手壓著。
腳尖朝外 45 度角

\ 建議組數 /

1 加 *2*
為一組
共做
10 組

2 左邊肩頭往「斜前方」扭轉

和 *1* 一樣，刻意把左肩往斜前方推出。臉可以看向同一邊。停留 5 秒後換邊。

刻意把臀部翹高

臀部（尾椎骨）確實往後翹高，有助於鬆開髖關節附近的肌肉。

基礎體操

4

踮腳尖走路

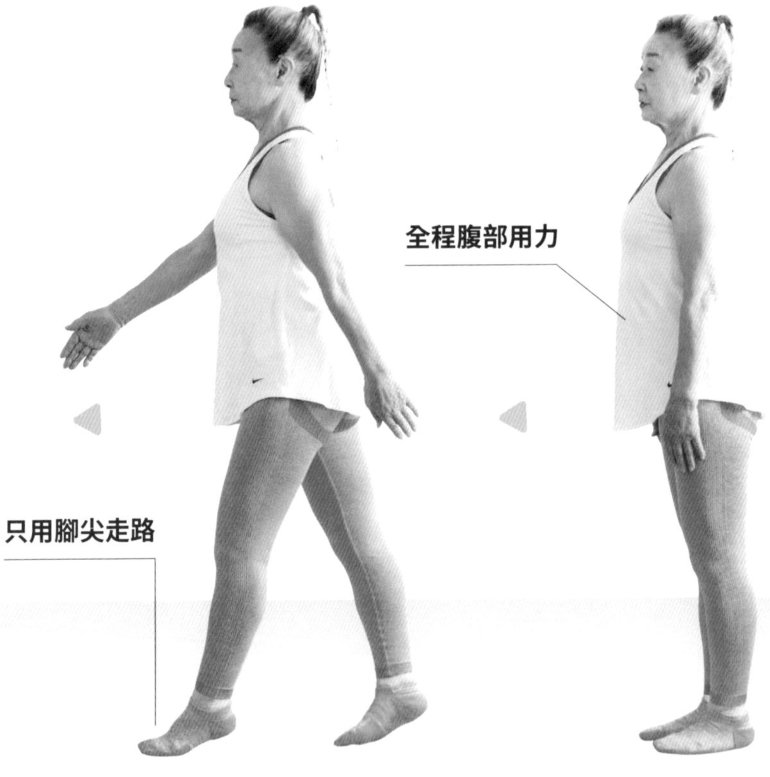

1

踮起腳尖，確定站穩後往前走

抬起腳跟，踮起腳尖，確定站穩後，往前走數公尺。記得要收小腹。全程腹部用力，有助於強化體幹、訓練到核心。

效果加乘的訣竅

不用在意速度，盡量慢慢走

比起「快快走」，「慢慢走」的難度更高。慢動作時要保持身體不晃，需要用到更多的力氣，這樣才能鍛鍊到核心。想像頭上頂著寶特瓶，抬頭挺胸往前走，盡量保持頭到腳為一條直線。

這樣做NG

✖ 穿著拖鞋練習

穿著拖鞋走，一不小心就會絆倒，所以絕對不行喔。像我在家都是打著赤腳練習。

✖ 只有腳跟浮起來

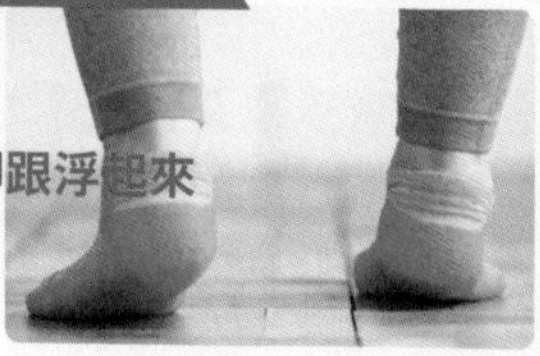

只是腳跟稍微抬離地面，是沒有效果的。請完全只用「十根腳趾頭」走路。走的時候身體會有點晃，小腿會有點酸，這就對了。

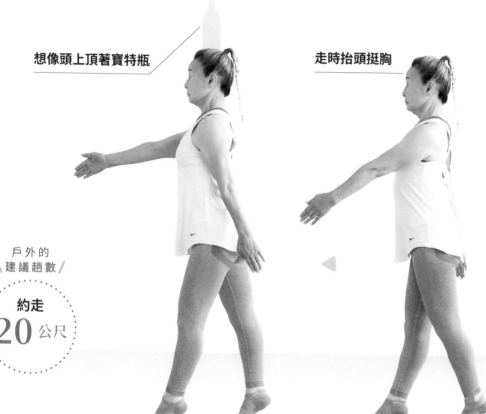

戶外的
\建議趟數/

約走
20 公尺

室內的
\建議趟數/

1 加 *2*
為一趟
共做
5 趟

2 走到底迴轉，站穩後往前邁步

在室內練習的時候，走到房間盡頭，沒辦法再走時就迴轉。接著像 *1* 一樣，腳尖踮起、腳跟抬高，確定站穩後往前邁步。

伸展

1

轉腳踝

1 「前後」活動腳踝

將十根腳指頭「往前伸直」、「往後勾起」，緩慢重複「壓腳背」、「勾腳板」的動作。兩手撐在屁股後面，身體可以略往後躺。

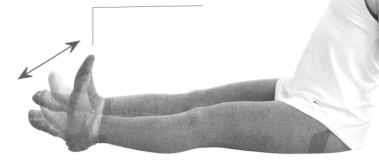

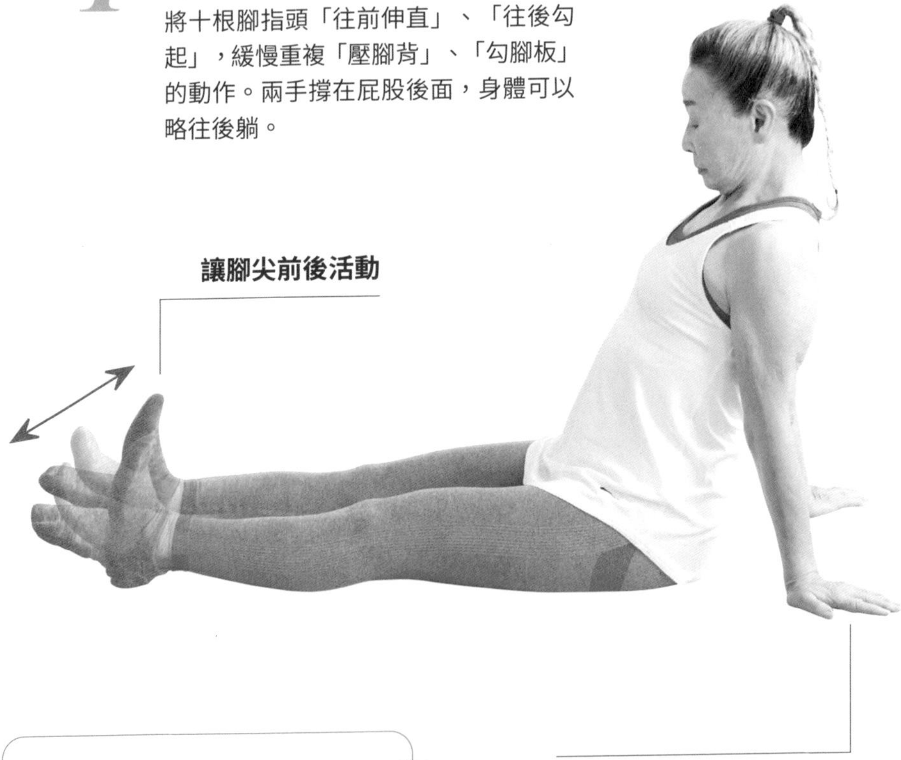

效果加乘的訣竅

專注在「腳踝」

剛開始練習時，除了動到腳踝，其他地方也會不由自主地動到，所以一定要提醒自己「只動腳踝」。像我一開始做的時候，腳踝總會「喀喀」的好大聲，不過，現在已經可以轉得很順暢了。

這樣做NG

✕ 膝蓋浮起

做的時候膝蓋浮起，腳踝則無法放鬆。可以把手壓在膝蓋上，提醒它不要浮起來。膝蓋緊黏著地板，即使只是稍微動到腳踝都會有效果。

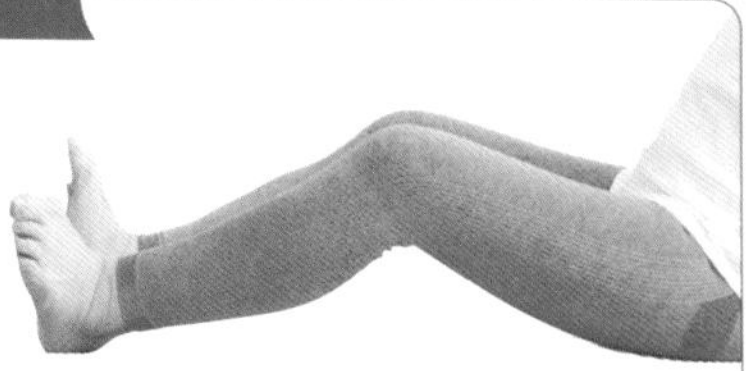

2

讓腳尖先後以「逆時針」、「順時針」的方向轉動

由外往內，讓腳尖以「逆時針」的方向轉動（如照片右）。轉完一圈後，接著由內往外，讓腳尖以「順時針」的方向轉動。

以逆時針的方向轉動

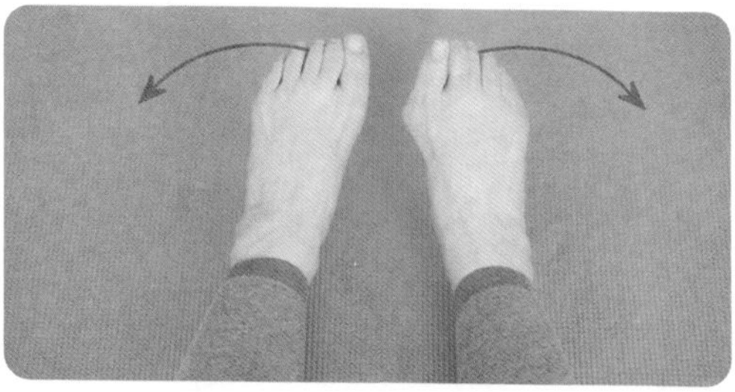

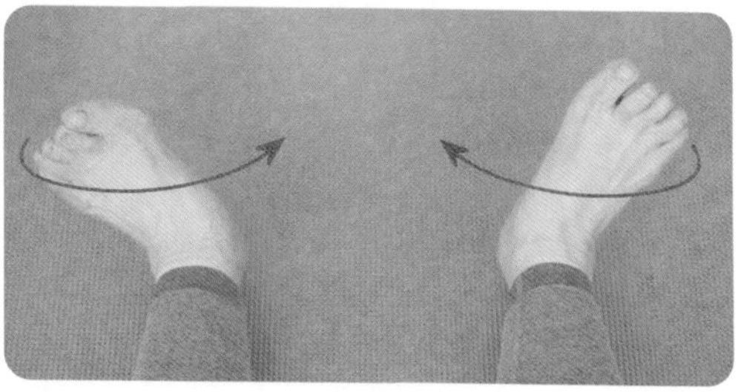

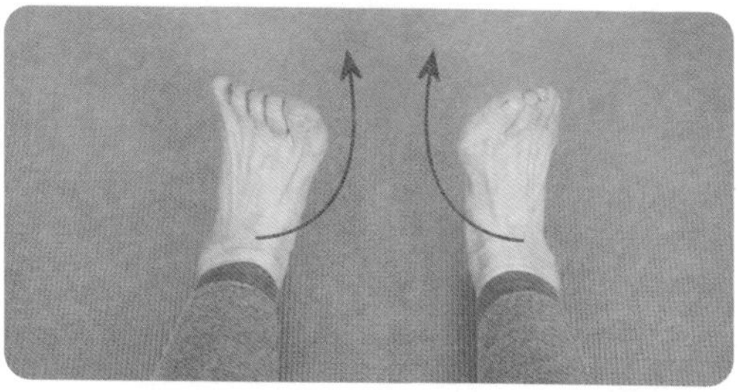

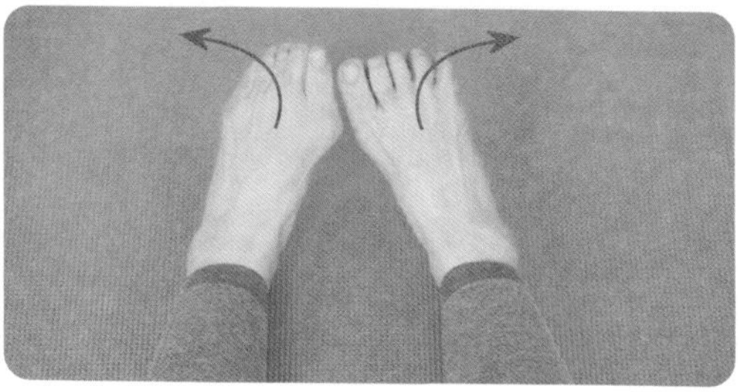

建議組數

1 上下為一回合，做 10 回合

2 順、逆時針各轉 10 次

活到100歲也不會跌倒，鍛鍊「能自己走路的行動力」

「因為害怕跌倒，所以都不敢出門。」

如此感慨的老人家，還有他們家人的心聲，我非常了解。

事實上，我最近在品川車站下樓梯的時候，**就曾經不小心絆了一跤**，眼看就要往前撲倒，重摔在地。

然而，就在千鈞一髮之際，我一口氣跳過三階，平安無事地抵達地面。你是不是覺得我好像表演特技的？

其實，我毫髮無傷的真正理由，全拜我一有空就練習前面提到的「轉腳踝」操。

是的，平常身體有在鍛鍊、肌肉有鬆開，跌倒的次數就會大幅減少，就算真的不小心腳滑、踩空什麼的，也不會摔得很嚴重。

所以，**我希望「害怕跌倒的人」，更要活動自己的身體**。

只要動起來，永遠都不嫌晚！

第2章介紹的體操和伸展，看上去似乎很簡單，但只要持之以恆地做下去，就能感受到它們無與倫比的奇妙功效。

根據日本厚生勞働省的調查：「65歲以後，國人步行的速度會越來越慢。」然而，只要仔細觀察最近的年輕人，就會發現，他們走路的速度也快不了多少。應該很多人都有這樣的自覺吧？

不要等到身體動不了了才想要運動，你應該趁早把身體鬆開，現在就動起來。

就算活到100歲，也能「像年輕時一樣走路」，不，我們「要比年輕時走的更快、更穩」。為了達成這個心願，請您每天務必不間斷地練習瀧島體操喔！

TAKIMIKA'S
COLUMN - 02

瀧島未香的運動妙招

這裡我要介紹幾個正文不會出現的鍛鍊小訣竅。覺得不錯的話，大家盡可以把它學起來喔。

使用彈力球

坐在球上，坐穩，向下施力，讓球碰碰彈起，身體隨著球上下震動。接著，下一秒，當球往上彈起的時候，突然 hold 住身體，讓身體停留在半空中，感覺屁股後面好像真的坐了一把椅子。這樣做可以確實鍛鍊到體幹和腹肌喔。

拉筋劈腿的回復方式

練完拉筋劈腿後，我會讓大腿上下拍打地面，然後一邊抖動一邊慢慢地把腿收回來。這樣做可避免抽筋或腳麻掉。在做其他伸展時也可用上這招。

跟音樂相處的方式

我在做訓練的時候，一向是不聽音樂的。由於時間有限，我希望把全部注意力放在運動上。或許是因為我比較敏感吧？我覺得不聽音樂運動會比較有效率。

第 3 章

瀧島的故事·前半段

克服了一個危機，還有更大的危機！

沒有救災演習，也沒有防空洞，享受自由的「當下」

逝者已矣，來者可追

我的父親是個廚師，經營著類似壽司店的割烹日本料理餐廳。母親也在店裡幫忙，每天從早忙到晚。

所以，我幾乎是五個姊姊和一個哥哥帶大的。

當時的我還太小，總以為「我是老么，大家讓我、寵我是應該的。」但是，如果有機會的話，我想當面向哥哥、姐姐說一聲謝謝⋯⋯。

活到90歲，「想當面跟他說謝謝的人」，應該是多到數不清吧？

然而，實際上，這些人裡面，要嘛不是住得很遠、分隔兩地，要嘛就是已經往生、不在人世，要見個面可比登天還難。

「神明啊、佛祖啊，請讓我回到過去，就讓我回去說一聲謝謝吧！求求祢了！」

有人因此活在遺憾中，終日以淚洗面。

所以啊，我要奉勸大家：

「趁對方還健在的時候，**趕快把感謝的話說一說**。」

如果害羞，沒辦法說出口的話，那至少好好珍惜相處的時光，及時行樂。過去是回不去了，但未來卻是你可以把握的。

從我上小學到女學校的那幾年，國家一直在打仗。

6歲中日戰爭爆發，10歲太平洋戰爭開打，等到戰爭終於結束，我已經14歲了。我一邊讀書，一邊還得接受「軍事訓練」，那真是一個非常辛苦的年代。

我們沒有「社團活動」，當時「健身」的概念也不普遍。跟我同年齡的人，應該對運動這回事都很陌生吧？仔細回想起來，我唯一的運動經驗就是做「**消防演習時的傳接水桶練習**」。

說到戰時的回憶，讓我印象深刻的有兩件事。

第一件，有一天在學校，突然聽到廣播說：「○○，你父親來接你了。」

聽說學校即將遭遇空襲，父親坐立難安，特地趕到學校把我接回去。雖然當著同學的面，我覺得有些丟臉，但父親衝進教室時那奮不顧身的表情，至今仍歷歷在目。

父親工作很忙，我倆相處的時間並不長。但是，每當想起父親當時的表情，我就感覺到「自己是被深愛著的」。我在想，不管是誰，在記憶的深處，肯定會有一、兩段這樣的回憶吧？

第二件，就是我們經常躲「防空洞」。

打仗的時候，在自家庭院、地下室挖個避難的洞，必要時躲進裡面，是非常稀鬆平常的事。

不分晝夜，只要敵機來襲，「**嗡嗡**——」的警報聲就會響遍整個村莊、鄰里。要我說的話，它就好像最近地震時手機會響起的地震警報音。

待在防空洞裡的我，手抖個不停，父親用他粗糙的大手包覆著我的手。雖然已經過了八十年，但那雙手的溫暖，至今我依然清楚記得，人類的記憶真的是很有趣的事。

只是，父親的手為什麼那麼「粗糙」呢？這道理我很久以後才想明白。那是因為**父親為了養家，長年在職場用一雙手辛苦勞動的緣故**。我自己後來成為全職的家庭主婦，每天準備三餐、攪拌糠床、刷刷洗洗，把手都弄粗了之後，才終於明白了這個道理。

「永遠把家人擺在第一位，然後才是自己。」

父親他是抱持著這樣的心情在工作的。家裡的經濟支柱或媽媽們，很多都是這樣的吧？

儘管市面上多的是好用的護手霜，但根本沒有時間照顧自己，導致手呀、心呀都粗糙不已的人，亦不在少數。父親肯定也是如此。但是，總有一天、總會有人發現你的努力，感念你的辛勞。所以千萬不要氣餒喔。

說不出「我的志願」的少女……

話說回來，不管戰爭中還是戰爭後，都是很不方便的時代。時局不安，社會還很混亂，全家一起出遊什麼的，根本是癡人說夢。那種憋屈、苦悶，或許跟今日新冠疫情所引發的狀況有幾分相似。

不僅如此，那個時候根本也沒心思去想「將來要做什麼」或「想成為怎樣的人」。今天還活著、還有在呼吸，就已經要偷笑了。每天，我們都活得很拼命。

我也曾坦誠地問自己：

當時的我，真的對未來「一點夢想」都沒有嗎？

結果，真的沒有欸。不僅如此，我連自己「現在要幹嘛」都不知道。我唯一知道的就是，無論如何都要活下去。這樣的念頭非常強烈。

「年紀到了就結婚，走入家庭。」

這種話跟現在的年輕人講，他們或許會以為我在開玩笑，然而，這卻是當時的我所能描繪的最大夢想。而就在七十年後，87歲的我竟然成為健身教練，到處教人運動，真是想不到啊想不到（笑）。

所以，各位，可否聽我一句勸？

今天也許是不怎麼有趣的一天，也許是窮極無聊的一天。你沒有出去玩，也沒有跟一大票朋友聚會，日子平淡無奇，感覺這輩子就這樣了。但你要是因為「人生沒有搞頭」而生無可戀的話，那未免也太短視近利了。

只要活得夠久，就會發現人生有很多個階段。在沉潛安靜的階段，只要繼續為自我成長努力就夠了。事後，這些都會派上用場，成為滋潤你的養分。

話說，生活在現代的我們，其實是非常「自由」的。每天早上，我一邊喝著水，一邊想到：「今天又能伸展了」，就覺得非常開心，忍不住想要感謝老天爺。因為太理所當然而察覺不到，但我們真的比以前人自由太多。

因此，大家大可去做自己喜歡的事。

當然，偶爾也要「假裝看不到」旁人的視線喔。

從花之銀座的時髦櫃姐，變成為每天都像在打仗的家庭主婦

「完全沒有」屬於自己的時間

我從女子學校畢業後就去工作了。

我在銀座百貨公司的童裝專櫃上班。在那個年代，銀座百貨公司的工作是人人艷羨的美缺，所以，我的工作運算是挺好的。

上班的那幾年，我透過朋友的介紹認識了現在的老公，交往了一年，我們就結婚了。我老公屬於沉默寡言型的，跟愛說話的我個性正好相反，或許是因為互補的緣故，我倆挺合得來的。結婚多年幾乎沒吵過架。

「你還記得他是怎麼跟你求婚的嗎？」

經常有人問我這個問題。哪有什麼求婚啊？你想太多了（笑）。在我們那個年代，電視劇演的甜蜜戀情是非常稀罕的。但不論如何，我算是平凡卻幸福的家庭主婦吧。

只是，婚後的人生完全「超出我預料」的展開。

我24歲結婚，沒多久第一個女兒出生，為了照顧她，我每天都忙得團團轉。

在這之前，我一直是家裡的小公主，在大家的呵護、疼愛下長大。**家事也好、帶孩子也罷，我都是第一次接觸，根本做不來。**我自己覺得每天都是挑戰，恨不得大喊：

誰來救救我！

然而，三年後，第二個女兒也出生了。

光是打掃家裡、張羅三餐，盯兩個小孩的功課，讓她們順利從幼稚園、小學、唸到國中，我就已經筋疲力盡，快要虛脫。每天，家裡都像被颱風掃過一般，生活就像陀螺轉個不停。

那個時候，我真的是忙進忙出，從來沒停過。

有句話說「忙到腳不沾地」，我真的是那樣。不要說「培養自己的興趣」了，**我連好好跟自己相處，好好思考自己是怎麼回事，都有困難**。生活就是這樣忙碌。

或許也是因為這樣的緣故，我的身材一直保持在最佳狀態。身高一百五十公分，體重四十二公斤，行動也很靈活。

不僅如此，我30歲、40歲，甚至50歲，都沒生過病，連感冒都沒有。據說「50歲前後會找上門」的更年期障礙，我也一樣都沒有。血糖、血壓的數值也很正常。因為帶小孩很吃力，所以鍛鍊出我強健的體魄，在此我深表感謝。

當時的我，幾乎沒有「自己的時間」，卻有必須扮演的「角色」。現在回想起來，覺得那樣也不錯。妻子也好，母親也罷，有人需要你扮演某個「角色」，其實是一件值得感恩的事。我是事後才有了這番體悟。那是在兩個女兒都已結婚，各自成家之後。

現今，有不少女性是職業婦女，一邊工作一邊照顧著家庭。我從心裡尊敬、佩服她們。隨著扮演的「角色」增加，自己的「時間」只會越來越少。然而，**被賦予「角色」這件事，其實是很特別的。**

人生肯定有某個時期是很慌亂的。
這正是大家努力扮演好各種「角色」的證明。
特別是女性，結婚、生子、帶小孩、照顧家裡的老人……
不同的階段，責任的「優先順序」也會不一樣。

不過，這「手忙腳亂」的現象不會永久持續下去。
冬天過後，春天一定會來。
像我的話，65歲終於迎來了春天（笑）。

終於意識到自己是胖子的那天

不管做家事還是出去玩，都習慣性「逃避」

雖然我很不想提，但該坦白的還是要坦白，對吧？
年過50之後，**我遭遇了此生最大的危機**。
我的體重直線上升，增加了快15公斤。

理由很簡單。
把兩個女兒都嫁出去之後，我突然閒了下來。每天不是看電視，就是吃零食，整日無所事事。人啊，只要一有時間，就會開始作怪（笑）。
「媽，你最近是不是變胖了？」是的，兩個女兒不約而同地這樣問我。

「老婆，你好像又胖了？」連老公都表達了他的關心。

有趣的是，我本人對身材、體重的變化不太有感，天真地以為：「我才沒有你們說的那樣呢！」

不過，「皇帝不急，急死太監。」太監們實在是太吵了，我心想那就去很久沒去的牛仔服飾店逛逛吧。結果，我的大腿太粗壯了，拉鍊整個爆開！褲子只能穿到一半，膝蓋以上就拉不上去了……。

太可怕了！我不相信！

是因為之前忙著帶小孩，一下子突然放鬆的緣故嗎？明明以前的腰身那麼的纖細……。我小心翼翼地再次確認，**發現自己的肚子長出了「三層肉」**，大到讓我看不到自己的腳趾頭。體重一量竟然有57公斤。

漸漸地，這樣的身材對我的生活造成了不便。

比方說，「打掃浴室」。

變胖之前，我不用進到浴缸裡，就可以把浴缸刷洗乾淨。怎麼說呢？我只要趴在浴缸的邊緣，抓起菜瓜布，輕鬆就可以搆著浴缸的各個角落。可現在肚子卡了一堆肉，我是腰也彎不下去，手也伸不夠長……

看不下去的老公，特地買了支「長柄」的刷子給我。然而，不服氣的我，堅持要用以前的方法刷洗浴缸。結果有一次，我重心不穩，額頭就這樣撞了上去，發生了工安意外……

還有一個不方便，就是我變得很不喜歡「拍照」。

女兒們難得回來，會提議說「大家來拍個照」留做紀念什麼的。這時的我就會很抗拒，無論如何都不想入鏡。

不要！千萬不要照到我！

所以，我完全沒有變胖時候的照片。

現在回想起來，或許留個一、兩張什麼的會很有趣。

不過，**我真的不想留著變胖時候的照片**。這份女人的小心思，你懂得的，是吧？

TAKIMIKA的黑歷史：拚命遮掩「突出的小腹」

體重直線上升的時候。

要怎樣做，才最省時又省事呢？

對了，衣服重新買過不就得了。

然而，當你在挑選大一個、甚至大兩個尺碼的衣服時，心情是灰暗的，怎樣都開心不起來。

因為這意味著，你離時髦、時尚越來越遠了。再也沒有比為了遮掩自己的體型而去購買新的衣服，更乏味的事了。

「隱藏自己的身體線條」，或許也意味著「隱瞞自己真正的情緒」。

「為了不顯臃腫，盡量穿得寬鬆。」你是不是以這樣的標準在挑選衣服？

這也太悲哀了。

「想要遮掩的習慣」一旦養成……，你會變得很討厭照鏡子。你的衣著選項越來越少，壓根就不想打扮。結果，食、「衣」、住、行、育樂，你的人生從此缺少了一大樂趣。

年輕人也許無法理解……。

但我不管60歲，還是90歲，都想要穿漂亮的衣服，讓自己美美的。

你會說：「都這把年紀了，時髦什麼的，就算了吧？」

才怪！

正因為一把年紀了，才可以愛怎麼打扮就怎麼打扮。之前，因為在意別人的眼光，不敢穿的衣服，我都想嘗試看看。這把年紀的我已經不受「普世價值觀」的束縛，我才不管「應該要怎麼樣」呢。

說得再直白一點，年紀大的人，一定要「打扮」，才會有精神。你不用追求一般所謂的「時尚」，學人家趕流行什麼的，只要穿出自己的自信，穿出自己最滿意的樣子就可以了。

像我要是不知道今天要穿什麼的話，就會一整天都無精打采的。

相反的，如果確定今天要穿哪件戰袍出門的話，興致就會一下子變得高昂起來。

最胖時穿的寬鬆大褲子。
塞在衣櫃角落裡，唯一
的珍貴紀念品。

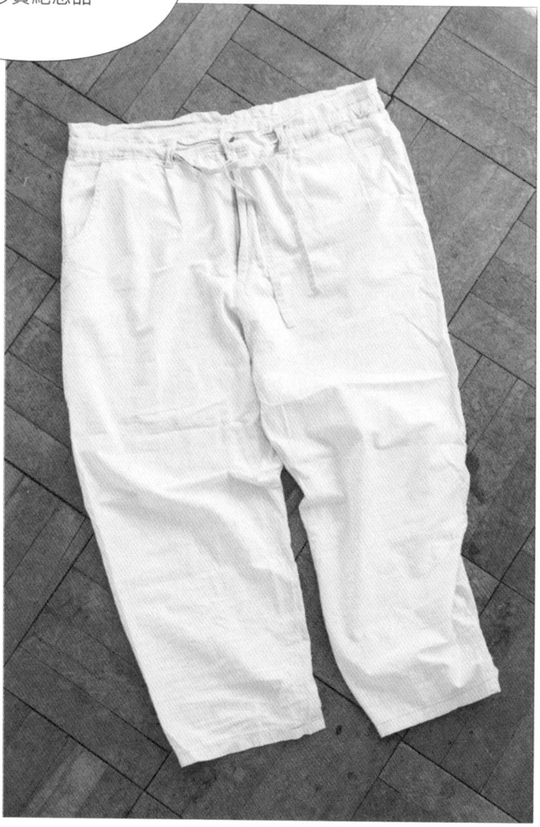

我可能少女的時候還沒有這麼敏感。但，對我們這種「人生進入下半場」的人來說，每一天都比前一天更加珍貴，也更值得把握。

言歸正傳，褲子拉不上去的我，終於意識到自己的身體發生「很嚴重的事」，代誌大條了！

誰知就在這個時候，住家附近新開了一家**健身房**。

我在想，恐怕是擔心我身體的老公特地去找來的吧？他不斷鼓吹我：「你看，有這樣的地方，你要不要去試看看？」

當時的我，完全提不起興趣。可是，老公都說他要開車送我去了。沒辦法，我只好答應參加一日體驗課程。雖然我一直約他：「你跟我一起去嘛！」但老公就是不肯參加。他讓我感覺，我是被丟包的。他把我放下，人就走了（笑）。

不過，這可謂**命運的一天**，我完全沒有想到，我的人生將因此改變。

（後面的故事將從119頁的第5章繼續講下去）

TAKIMIKA'S
COLUMN - 03

瀧島未香的一日三餐

我的飲食習慣，經常有人說它很特別。

首先，我「早餐」和「晚餐」都吃得很多。納豆、韓式泡菜、優格等發酵食品，早晚都會出現在我家的餐桌上。對 93 歲和 91 歲的老夫婦而言，我們吃的量真的挺嚇人的。離題一下，我發現這幾十年下來，我們消耗的納豆量終於少了一盒左右，每餐不吃上兩盒我們就覺得不過癮（笑）。

另一方面，我「午餐」吃得很少。通常一份水果加一杯乳酸菌飲料就解決了。我不喜歡運動時身體很笨重的感覺，而且吃飽了會想睡覺，所以，我午餐通常都吃得少，這樣一整天都會很舒服。

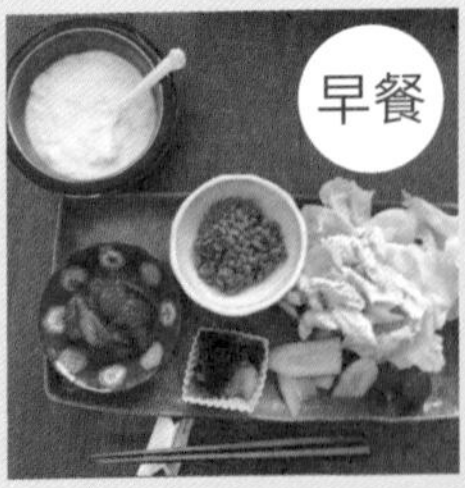

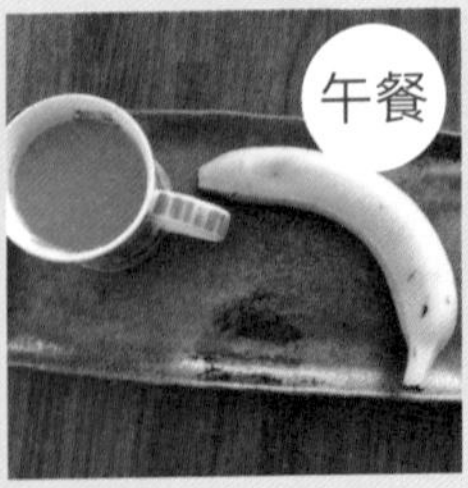

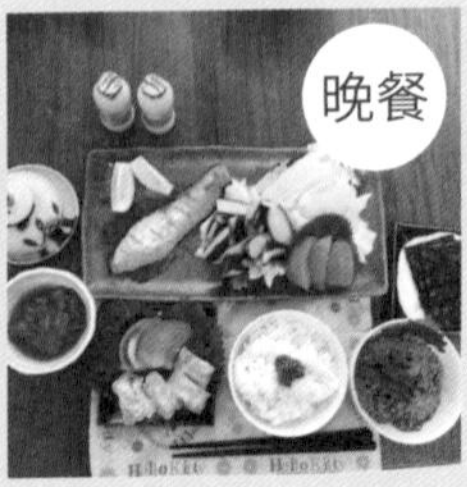

第 4 章

瀧島體操·重訓篇

4套菜單打造個人史上最棒的身體

「肌肉一定會減少」的假說並不正確

在第2章【瀧島體操．基礎篇】裡，我們學到了擴大身體的可動區域，強化體幹。

接下來，我們將進入「肌力訓練篇」。

身體靈活又有肌肉，同時擁有柔軟度和肌耐力，那將會是你「**個人史上最棒的肉體**」。

我自己開始有意識地鍛鍊肌肉，是在接受一對一私人教練課程的79歲之後。

在那之前的我，就像我的老師中沢教練所說的：「雖然不胖，卻是沒有力量、沒有線條、沒有肌肉的身體。」於是，**80歲的我首度挑戰槓鈴，開始鍛鍊肌肉**。除此之外，利用塑膠管或器材的訓練，也讓我意識到「原來只要動到這部分的肌肉，一上一下就行了」，朝更有效率的運動邁進。

開始重訓後，我自己反而不覺得有任何變化，是中沢教練說「他每個禮拜見到我，都覺得我的體態慢慢產生了改變」。此外，瀧島體操的學生佐藤道子小姐（23頁）也說：「比起數年前我見到您，您的身體似乎整整壯了一圈，讓我嚇了一跳。」我聽了非常地開心。

一般來說，人類的肌肉在20歲時達到顛峰，之後每一年減少1％，有這麼一個說法，說「70歲人的肌肉量約是20歲人的一半」。

肌肉隨年齡逐漸流失的現象被稱為「肌肉減少症（Sarcopenia）」，簡稱「肌少症」。這樣的狀態一旦惡化，會使跌倒或骨折的風險增加，加速朝長期臥床的生活邁進。這個大家應該都知道吧？

不過，儘管放心。看我就知道了，**不管幾歲，肌肉量都是可以練出來的。**

大家如果能持續做瀧島體操的話，十年後，說不定可以推翻「肌肉一定會減少的假說」呢。如此的話，人類的未來將一片光明。

用最小的動作，完美地鍛練到全身

事實上，我們全身的肌肉量約有7成集中在「下半身」。因此，放鬆下半身，進行鍛鍊，將是打造「個人史上最棒肉體」的最快捷徑。

特別是深蹲這個動作，可說是一石三鳥！它可以同時強化體幹、強化膝蓋、提高臀線。請大家千萬不要放過！

在第4章裡，我安排了四套「**基本肌力訓練**」的動作，分別強化「**下半身**」、「**身體正面**」、「**身體後面**」，**以及**「**腹肌**」。只要有這四套動作，就可以把全身的肌肉都鍛鍊到。不用亂七八糟地去學一大堆，是不是很省事啊？（笑）

配合前面提到的伸展一起，請你務必養成習慣，天天練習喔。

平日裡若有在鍛鍊肌肉的話，各種疼痛或不適就會遠離你。

最好的證明，就是我的膝蓋。

我也曾經有過害怕膝蓋痛而惶惶不安的時候。於是，我去找中沢教練商量，問他：

「我到底、什麼時候會開始膝蓋痛啊？」

結果，他這樣回答我：

「你已經把膝蓋周圍的肌肉鍛鍊起來，這輩子應該是無緣膝蓋痛了。」

當時的我，肌力訓練的資歷尚淺，不免半信半疑：「是這樣嗎？」但現在的我完全可以理解了。反應在身體上的許多疼痛或不適，大多數都可以藉由肌肉訓練來擺脫它們。

想想，**我們可以一邊享受肌力鍛鍊的樂趣，一邊預防生病或受傷**，是多麼棒的事呀。

瀧島體操，完全不需要任何輔具或器材。隨時、隨地都可以進行。

「即使只做1秒也OK」，所以請你想到了就做，就算只做幾下都好。

來吧！就讓我們一同前往肌力訓練的世界吧！

基礎的肌力訓練 1

平衡深蹲

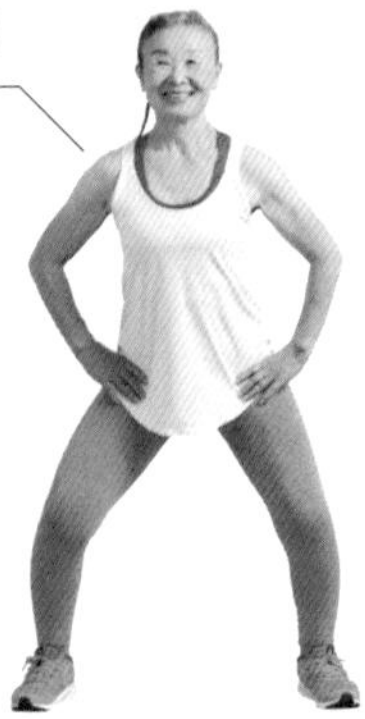
開始
從臀部往下蹲坐的姿勢開始

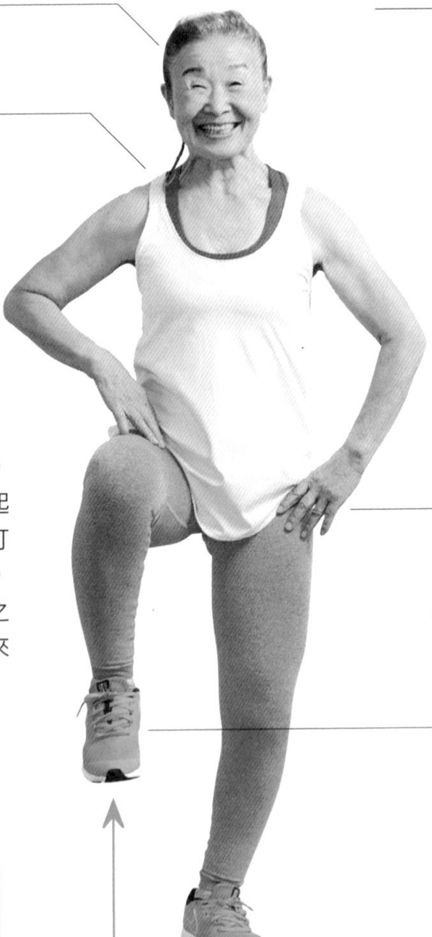
抬到最高，停下
背脊打直
手插腰
抬起右腳

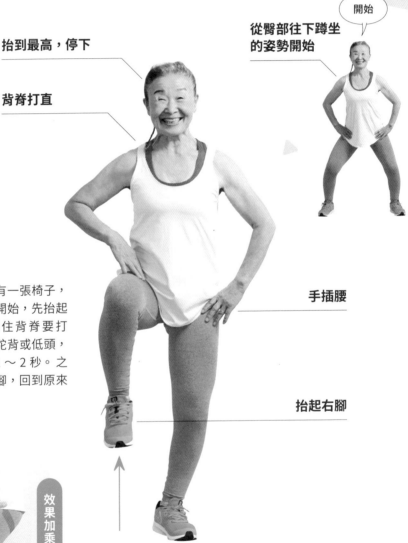

1

抬起右腳，暫停一下

想像屁股後面有一張椅子，從半蹲的姿勢開始，先抬起右腳。這時記住背脊要打直、不要彎腰駝背或低頭，抬起後停留1～2秒。之後，慢慢放下腳，回到原來姿勢。

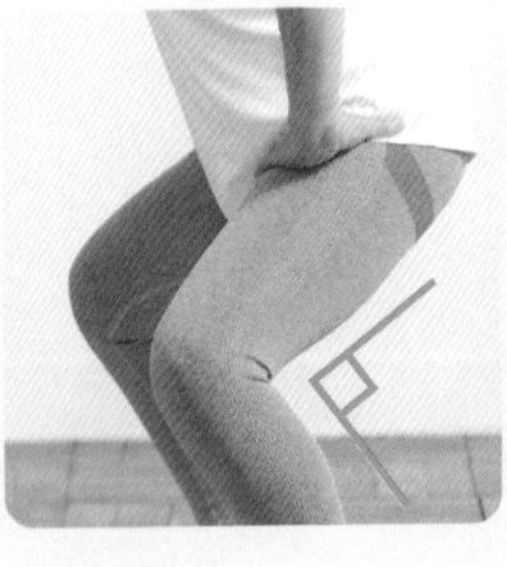

效果加乘的訣竅

這樣做NG

✖ 駝背或身體前傾

上半身如果向前傾，將得不到想要的效果。此外，腳放下時，腳掌要踩回原來的位置，膝蓋不可靠得太近，否則有可能會傷到關節，要特別小心。

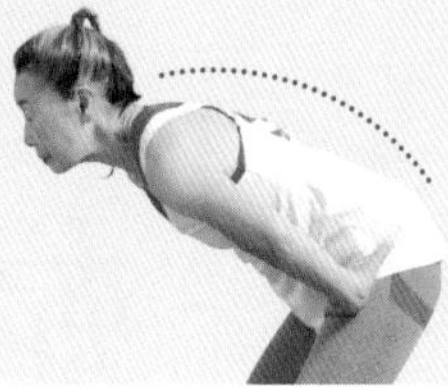

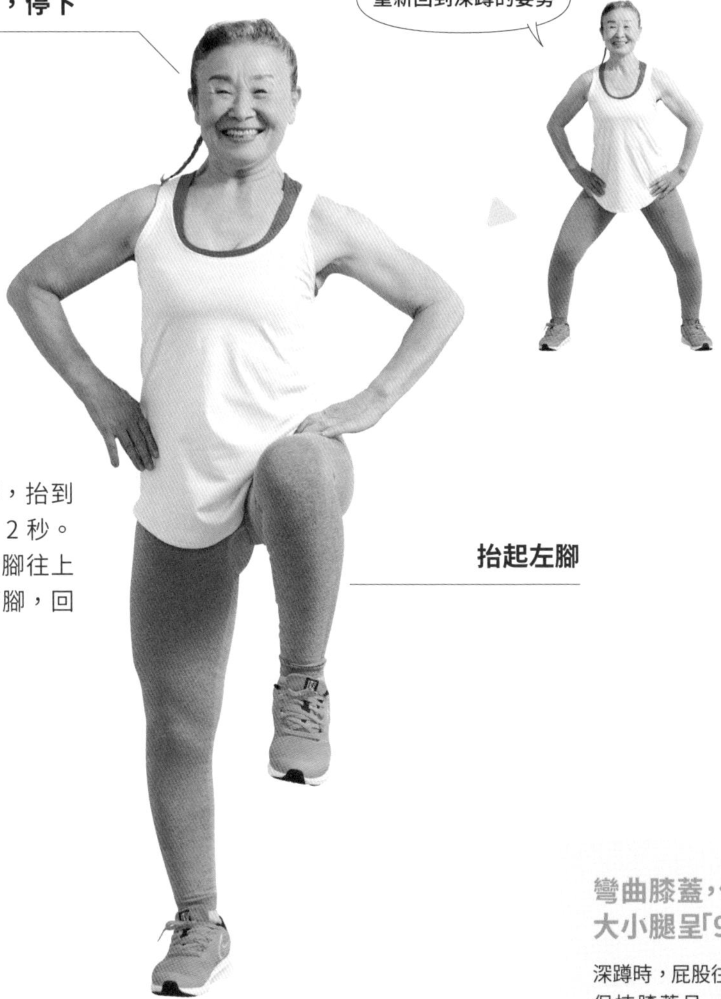

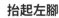

2

抬起左腳，暫停一下

和 *1* 一樣，抬起左腳，抬到最高時，停留 1～2 秒。腹部用力，刻意將左腳往上抬。之後，慢慢放下腳，回到最初深蹲的姿勢。

建議組數

1 加 *2* 為一組

共做

10 組

彎曲膝蓋，保持大小腿呈「90 度」

深蹲時，屁股往後翹高，保持膝蓋呈一直角，可以密集鍛鍊到非常重要的大腿肌肉（腿後腱，Hamstring）。

基礎的肌力訓練 2

蜻蜓體操

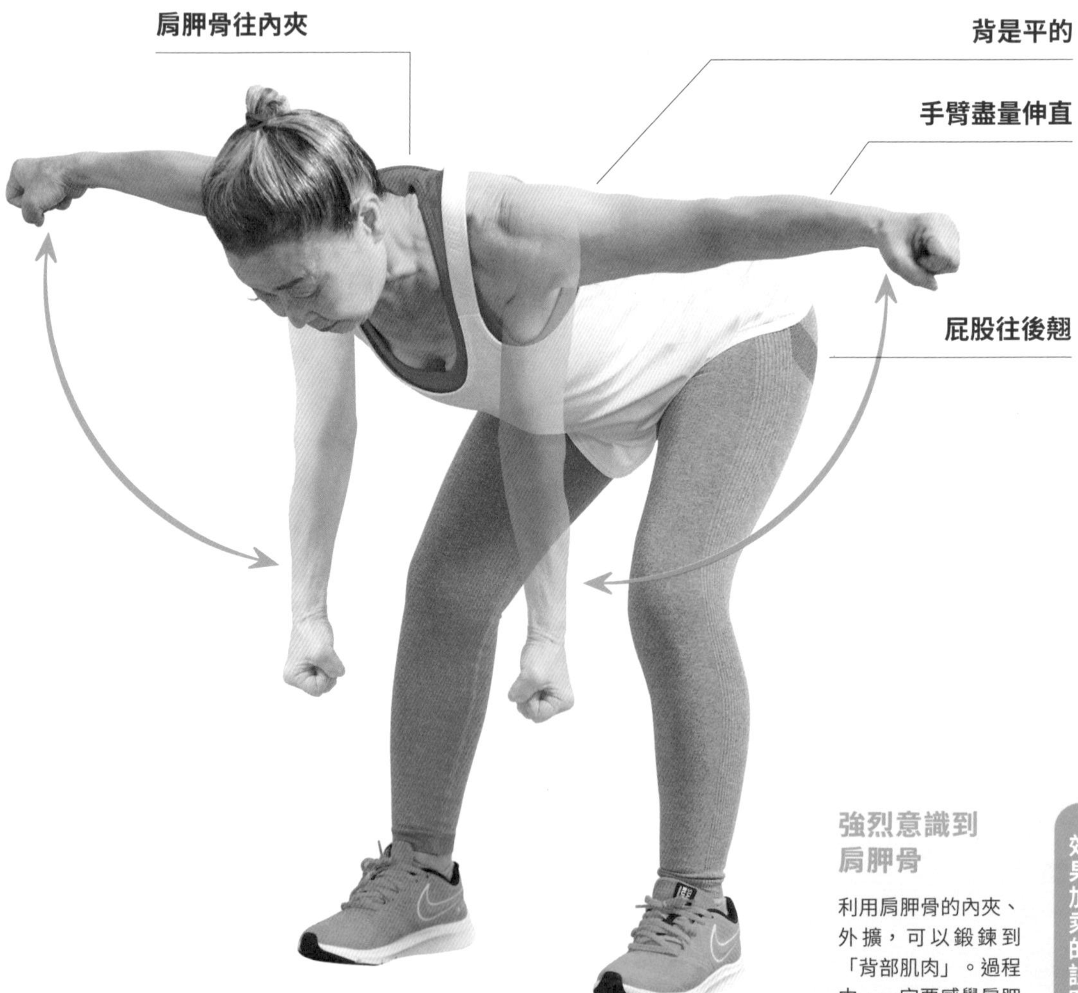
肩胛骨往內夾
背是平的
手臂盡量伸直
屁股往後翹

效果加乘的訣竅

強烈意識到肩胛骨

利用肩胛骨的內夾、外擴，可以鍛鍊到「背部肌肉」。過程中，一定要感覺肩胛骨有在活動。

這樣做NG

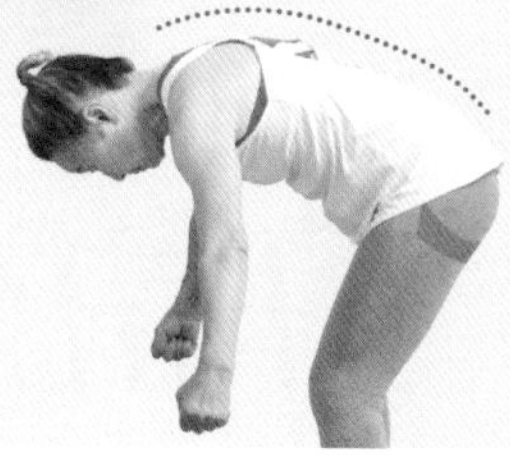

✖ 背部拱起

背最好像桌子一樣平，駝背的話，肩胛骨就沒辦法往中間夾，「鍛鍊背部肌肉的效果」也將大減。

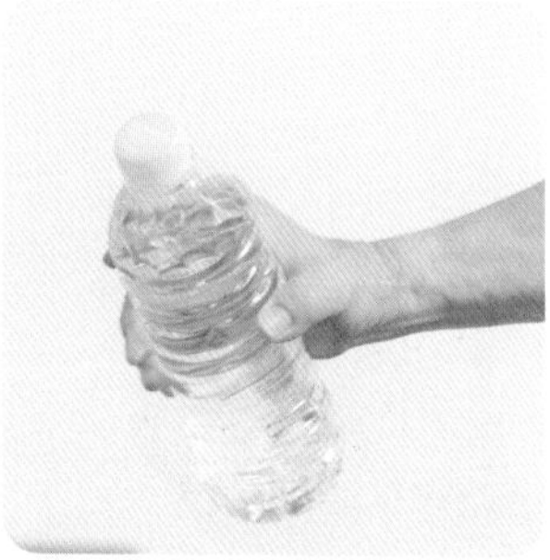

利用寶特瓶
增加訓練強度！

用裝滿水的 500ml 寶特瓶取代啞鈴，兩手各拿一個，這樣效果會更好！

1 兩條手臂慢慢往上舉高

模仿蜻蜓的翅膀，慢慢地將手臂往兩側平舉。做習慣後，舉得比肩膀還高也 OK。一邊刻意將肩胛骨往中間夾緊，一邊腹部用力，停留幾秒後再放下來。

2 慢慢地把手放下來

平舉數秒後，慢慢把手放下來。過程中，別忘了腹部要用力，還有千萬不可憋氣。

建議組數

1 加 2
為一組
共做
10 組

基礎的肌力訓練 3

拜託了體操

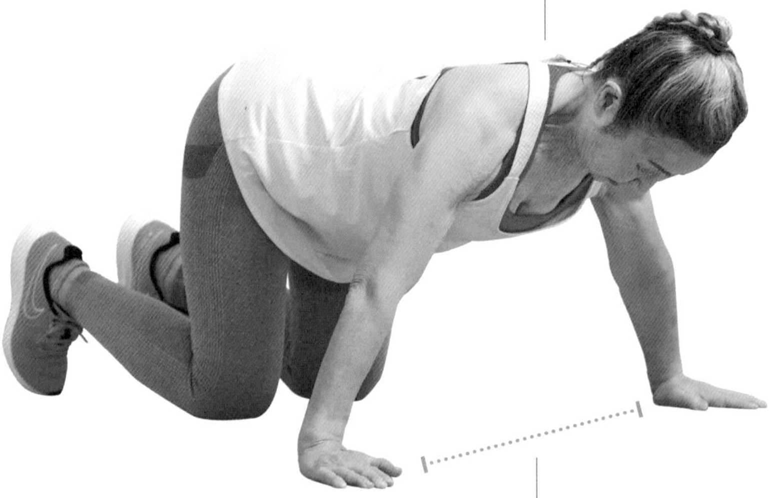

1

腹部用力，擺好四足跪姿

兩個手掌的距離比肩膀寬，膝蓋則與骨盆同寬，先擺好四足跪姿。保持腹部用力、核心收緊後再開始動作。

效果加乘的訣竅

使用「手臂的力氣」！

想像自己在做「伏地挺身」，只不過是跪著做的伏地挺身，藉此鍛鍊胸大肌和手臂的肌肉。日常生活中萬一真的不小心跌倒，也可靠手臂支撐全身的重量，避免受傷。

這樣做NG

✖ 背沒有打直

駝背或是塌腰（刻意折腰，腹部沒有用力），姿勢不正確的情況下做可能會受傷。此外，兩個手掌的距離太窄，效果也將減半，更會加重肩膀的負擔。

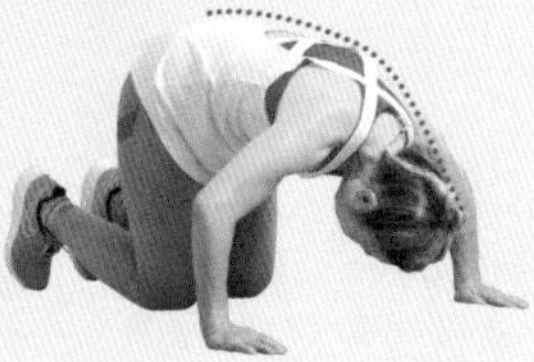

2 上半身往下趴，停留數秒

彎曲手肘至 90 度，慢慢地把上半身往下沉。就在臉快要碰到地面時，停住，維持此姿勢約 3 秒。此時，看上去就像是在「跟人磕頭、拜託」的樣子。

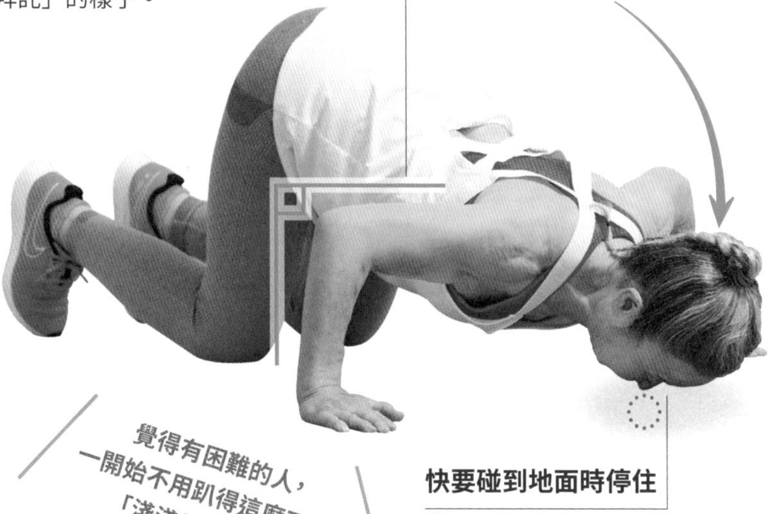
手肘彎曲呈直角
覺得有困難的人，
一開始不用趴得這麼下去，
「淺淺的」也OK！
快要碰到地面時停住
維持 3 秒

建議組數
1～3
為一組
共做
10組

3 撐起上半身，回到原來的姿勢

手肘打直，慢慢地撐起上半身，回到原來的位置。做的時候頸椎是脊椎的延伸，不要刻意低頭或仰頭；背是平的，切忌駝背或塌腰。

基礎的肌力訓練 4

抬膝貼臉體操

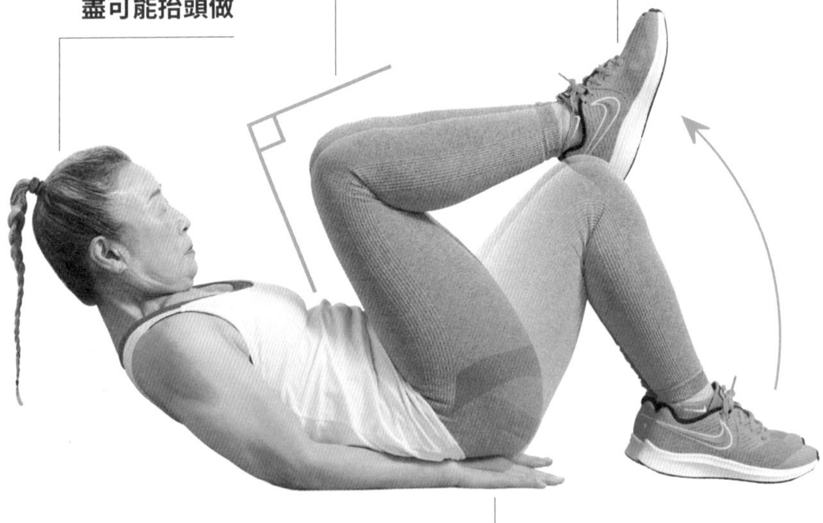
用肚子的力量
把腳舉起來
停留5秒
膝蓋呈一直角
盡可能抬頭做
手壓在屁股的下面

1 抬起膝蓋，朝臉靠近

過程中，彎曲膝蓋，大小腿始終保持90度角，腹部用力，慢慢地把腳舉起來離開地面。讓膝蓋盡量往臉貼近，停留約5秒。有困難的人，可以視情況調整膝蓋與臉的距離或停留的時間。

效果加乘的訣竅

膝蓋要盡量併攏

做的時候兩個膝蓋緊緊黏在一起，才能確實鍛鍊到腹肌。反過來說，膝蓋一前一後或是分開，效果都將減半。

這樣做NG

✕ 腳跟碰到地面

「腳跟不要碰到地面」做上 1 回，要比「腳跟碰到地面」做上 10 回，來得有效。一天做一次也就夠了，因此請努力讓腳跟不要碰到地面喔。

2 把腿放下時，盡量讓腳跟不要碰到地面

慢慢把腳放下來，直到快要碰到地面時，停住，腹部用力，維持 5 秒。有困難的人，可以視情況調整腳的高度和停留的時間。

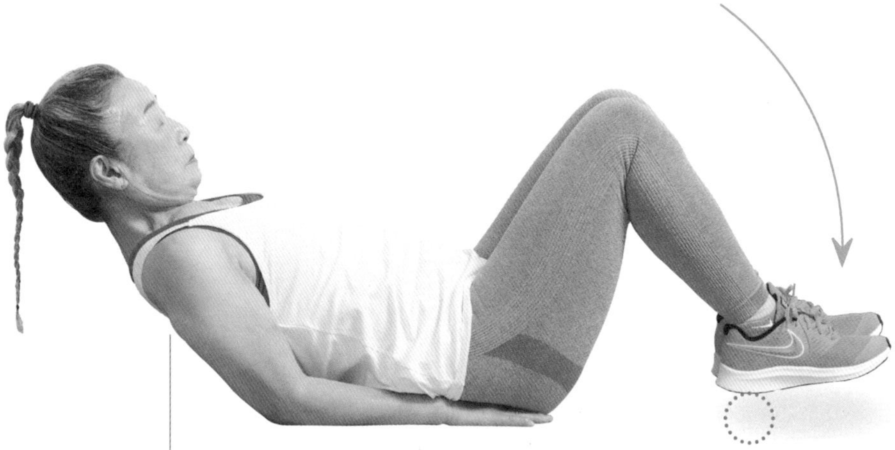

有點拱背是OK的

腳快要碰到地面時，停住

維持 5 秒

\建議組數/

1 加 *2* 為一組

共做

10 組

伸展

2

膝蓋掰掰體操

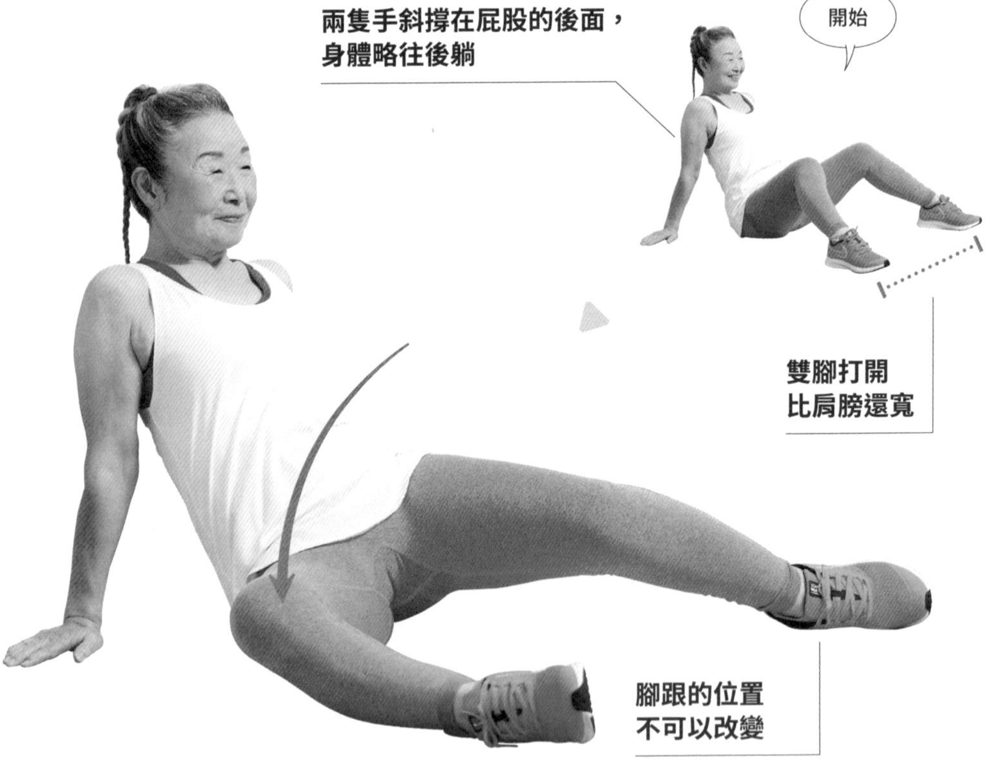
開始
兩隻手斜撐在屁股的後面，
身體略往後躺
雙腳打開
比肩膀還寬
腳跟的位置
不可以改變

1

膝蓋同時倒向右邊

兩個膝蓋往右邊倒，慢慢地接近地面。這個時候，腳跟不可抬起或移動，要盡量保留在原來的位置。即使膝蓋無法碰觸到地面也 OK ！

效果加乘的訣竅

重點不在腳，而是髖關節

千萬不要誤會「這是讓腳動來動去的體操」。一定要感覺髖關節有在活動，慢慢地拉開兩個膝蓋的距離，讓它們「掰掰」吧！

這樣做NG

✕ 抬起臀部

臀部會抬起是一種「代償作用」，正因為髖關節太硬、無法轉動才會出現這樣的現象。就算膝蓋沒辦法倒得很下去也沒關係，請盡量不要讓屁股浮起來喔。

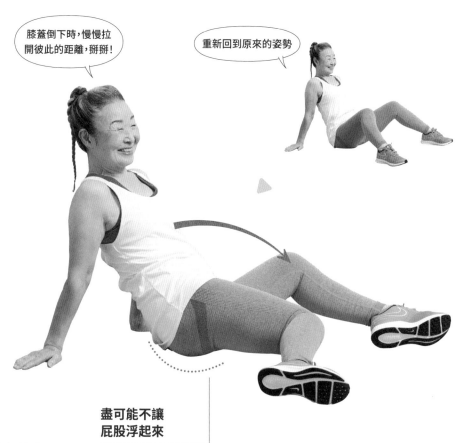

膝蓋倒下時，慢慢拉開彼此的距離，掰掰！
重新回到原來的姿勢
盡可能不讓屁股浮起來

\建議組數/

1 加 *2* 為一組

共做 **10** 組

2 膝蓋同時倒向左邊

與 *1* 相反，膝蓋慢慢倒向另外一邊。做的時候，盡量「不要讓屁股浮起來」，效果會更好。這個動作可以放鬆僵硬的髖關節，讓你體驗「痛並且快樂著」的感覺。

伸展

3

孔雀開屏 體操

1 指甲沿著地板滑動，手由上往下畫圓

仰躺，肩膀下面墊厚浴巾，膝蓋立起來。雙手在頭頂合十，模仿孔雀開屏的姿態，慢慢把手往下移動。過程中，指甲輕輕摩擦過地面，手往下畫圓。

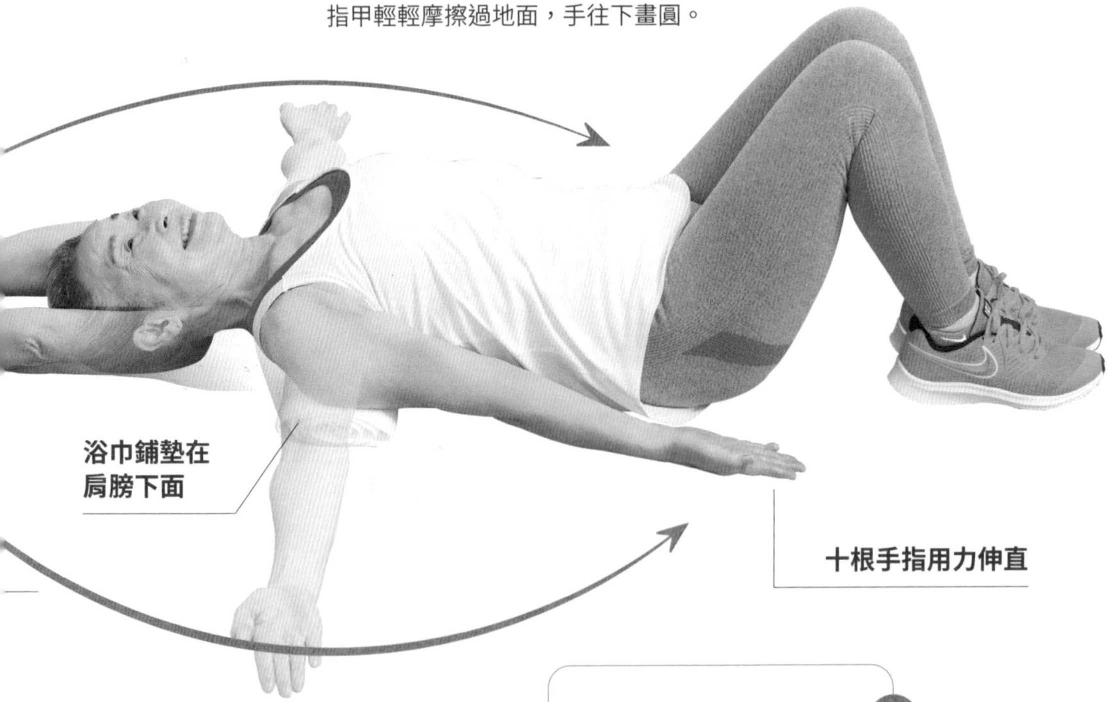
膝蓋要立起來
浴巾鋪墊在
肩膀下面
十根手指用力伸直

動作不要太猛，模仿優雅的孔雀開屏

效果加乘的訣竅

這組動作的目的在於：「把僵硬的肩膀鬆開」。所以，雙手上下移動的速度不需太快。越慢越好，學孔雀優雅地展開翅膀吧。

這樣做NG

✖ 指甲離開地面

墊在背後的浴巾如果太厚（高度太高），會讓指甲沒辦法貼著地板滑行，因而對腰部造成很大的負擔，建議把浴巾移除後再做。

✖ 腿伸直，沒有彎曲膝蓋

腿伸直做，也會加重腰部的負擔。如果就是忍不住想伸直腿的話，建議把背後的浴巾抽掉後再做。

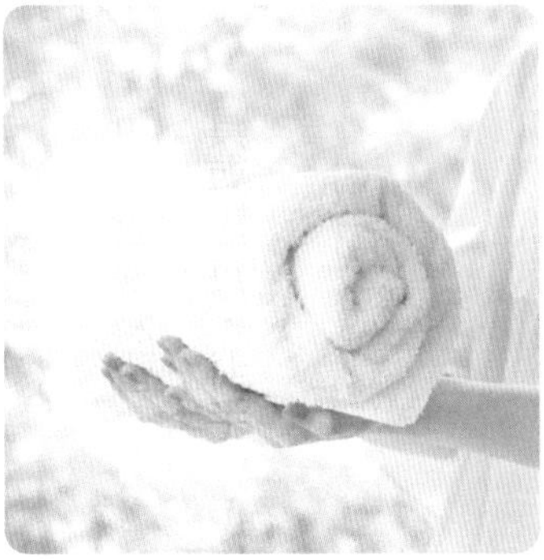

準備一條厚浴巾

捲起厚浴巾，把它鋪墊在肩膀下面，如此，肩胛骨的可動範圍會變得更大。也可用枕頭或迷你坐墊代替。鋪墊的高度約 1 個拳頭高最為理想。

盡量讓手指甲沿著地板滑動

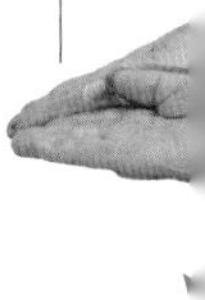

雙手畫大圓

\建議組數/

1 加 *2* 為一組

共做

10 組

2 手指頭打直，由下往上畫圓

這次要回到 *1* 的位置，兩手由下往頭頂的方向移動。手指頭要用力伸直，指甲則沿著地板滑動。如果可以的話，讓雙手在頭頂合十。

「不要勉強，偶爾休息也OK」的瀧島作風

好了，重訓篇結束了，你覺得如何呀？

瀧島體操的效果超棒，好處數之不盡，但未免發生意外或不小心受傷，請遵守以下幾個原則，大家還是要以安全第一，開開心心地健身喔。

- **過程中適度地補充水分。**
- **量力而為。身體狀況不佳或感覺痛的時候，大可休息。**
- **生病、住院中的人，請先諮詢主治醫生後再做。**
- **年長者為避免受傷，最好在軟墊或草皮上做。**

最後，不管是年輕人，還是年長者，最重要的是持之以恆。

適當的運動強度，既不是「太難了，讓你受不了」，也不是「太簡單，完全沒有挑

戰性」，最好是「有點累，卻在可承受的範圍之內」，這樣才有辦法每天持續下去。

「這三天要出差，沒辦法做。」或是，「今天一整天在外面跑，根本沒有時間」。若是因為這樣的理由而休息的話，也沒有關係（就只做1秒就好）。等你有心情、有時間，想做的時候再重新開始就行了。

不過，這個時候有一點要注意，不要想把**「休息的份」補回來，而一下子做的太過、太猛**。

斤斤計較過去的挫敗，只會讓你的心更累而已。不論何時，我們都要「向前看」，從零開始重新練過就是了。

再者，就是運動的時候，想休息就休息，千萬不要猶豫。

感覺不對勁了，趕緊停下來，深呼吸，喝個水，調整一下狀態。沒有人規定你一定要「從頭到尾做到完」。

不說別的，**靜心也是很棒的訓練**。

激烈的運動之後，肌肉一定會疲勞，這時不妨用伸展等來犒賞身體，讓身心靈都放鬆喔。

TAKIMIKA'S
COLUMN - 04

瀧島未香的秘密

美食 喜歡吃肉！尤其是七分熟的牛排最棒了。

才藝 自幼學習鋼琴、三味線、打毛線、插花、茶道。

嗜好 喜歡花朵和植物，散步途中經常佇足欣賞、流連往返。

裝扮 想要穿個肚環，但家人一致反對就算了（笑）。

視力 90 歲時動了白內障手術，現在任何事物都逃不過我的法眼！

頭髮 習慣做頭皮按摩。所以，我的髮量挺多的？

睡覺 我都綁著辮子頭睡覺。早上才整理頭髮。

腸胃 自從開始運動後，便祕就再也沒有找上門了！

腳力 能健步如飛地爬樓梯。趕時間時一次可爬兩階！

出行 去健身房運動也好，超市買菜也罷，住家附近都騎腳踏車代步。

腳丫 在家裡習慣打赤腳。對健康也有幫助喔。

裝備 平日會配戴 APPLE WATCH 或心律監測器。

第 5 章

瀧島的故事·後半段

歲月不斷往前進，人生越活越精彩！

學習新事物，永遠不嫌晚

專注在你的興趣上，其他事大可不理

我，瀧島未香，在65歲的時候，邂逅了我的一生摯愛——「健身房」。

一開始我參加健身房，是因為胖了15公斤，抱著減肥的目的去的。可初次體驗過後，我發現健身房的課程好有趣！在這之前，我從來沒有健身的經驗，卻就此迷上了運動。

前面我說過，我參加的是一日體驗活動。那天回來之後，我對著丈夫大喊：「老爸，可以幫我把存摺和印章拿來嗎？」當下就決定入會了。

我參加的那家健身房，從早到晚，有各式各樣的課程。有氧舞蹈、瑜珈、呼拉舞、伸展、肌力訓練、連游泳課也有。

一旦成為會員，就可以全館「上課上到飽」。也就是，你可以看當時的心情，決定要上哪一堂課。

健身房早上10點開門，下午5點打烊，我一整天都泡在裡面。

就像上學一樣，我很認真地到建身房報到，一天上好幾堂課。

當然，沒多久，我就制霸全館，把所有課程都上了個遍。

說到這段陳年往事，大家都會表現出一副既驚訝又佩服的樣子。

「一開始就這麼生猛，TAKIMIKA桑好厲害！」

才沒有那回事呢（笑）

我可是六十五年都沒有運動呢，肚子還長出了三層肉！

當然，一開始我也是什麼都做不來。

可是，要怎麼辦呢？於是，我站在教室的後面看大家怎麼做。漸漸地，我理出了頭緒。

比方說，乍看之下很難的有氧舞蹈，我發現：「就是同樣的舞步一直在重複。」一釐清這個道理後，剩下的就是放開手腳跳，就算跳錯了也沒有關係。就這樣，我慢慢地跟上，會跳的段落越來越多。不僅越跳越有興趣，也越跳越前面了。

「60幾歲才上健身房，不會覺得很尷尬、不自在嗎？」

經常有人這樣問我。

對我，完全不會！

因為，**「當你一心在你喜好的事物上」時，年齡什麼的，早就忘光了**。追劇的時候，做手工藝的時候、唱喜歡歌曲的時候，皆是如此。這跟我上健身房是同樣的道理。

「要怎樣才能把這段舞步跳好？」我滿腦子都在想這件事，既緊張又興奮，

根本無暇顧及其他！

整天待在健身房運動，那家事什麼的你都怎麼處理？也有人這樣問我。

那簡單。**早上，我都是把家事搞定了才出門。**

比方說，做早飯的時候，就預先把晚餐的材料準備好。菠菜、小松菜先汆燙起來，醬煮魚也是，先把它煮軟，放著。等回到家以後，不用開火，簡單調個味就可以上桌了。透過這個取巧的辦法，讓我可以多待在健身房1～2個小時。

當然，也不會聽到老公的抱怨。這可是我獨創的一舉數得、超強時間管理術呢。當你沉迷於某件事時，自然會想辦法做好它。

「勇於挑戰」才能讓你閃閃發光

「我，忙到不行，根本沒辦法持續運動或上健身房。你可不可以告訴我怎樣才能堅持下去？」

這應該是我最常被問到的問題了。無法持續運動的人，好像還挺多的。

所以說，為什麼我可以這麼輕鬆地持續上健身房呢？我曾經認真思考過這個問題。

然後，最近我終於想通了。對我而言，上健身房運動，讓我「感受到自由的氛圍」，在那一刻，我覺得自己是自由的。

我去上健身房，不是別人強制我，「規定」我必須去運動，而是我自己「想要」去運動，出於個人意志，想要去嘗試看看。對我而言，這樣的挑戰就是健身房。

你也知道，我的青春時期是在戰爭中度過的。

求學時代，跟一群人一起「自由且盡情」地做喜歡的事，這樣的記憶太少了。傳接水桶的防災演習或竹槍訓練，這些絕對稱不上自由，對吧？

然而，我也知道人生沒有「返回鍵」，逝去的無法重來，所以，我更加珍惜眼前擁有的「自由」，恨不得把它利用個夠。

所以啊，無法持續運動的人，說不定是因為不知道要如何運用自己擁有的「自由」，不自覺地把它揮霍掉了。

不過，說實話，只有「自由」是不行的，成天放飛自我，人生不無聊死了？**自由要跟「夢想」、「挑戰」綁在一起，這樣的人生才有熱情不是？**

所以，你一定要找到如果做到了會覺得自己很棒的「夢想」。跳舞、跑步，怎樣都行。試著朝夢想一點一滴地「挑戰」看看，相信你一定能看到嶄新的世界，能把運動這件事堅持下去。

活到70歲，培養出更多「新技能」

都說老狗變不出新把戲，但我發現自己卻是在70歲時最勇於挑戰，嘗試了許多新的事物。

比方說，「**游泳**」就是其中一項。

之前，我在游泳池裡都是用走的，為的是放鬆身體的肌肉。結果，教練看到便鼓勵我說：「瀧島太太一定可以的，要不要試游看看？」我不曾游泳過，一聽嚇了一跳，但馬上我就調整好心態，決定挑戰看看。

一開始，我一邊在泳池裡走路，一邊練習「換氣」。漸漸地，我可以游上幾下。最後，我不僅學會自由式，**連蝶式也難不倒我**。

由於我志在參加比賽，所以我連跳水都練了。70幾歲還幹這種事，太危險了！大家都說我太亂來了（笑）。剛練習跳水時，腹部每每受到水花的撞擊，導致身體正面被打得一片通紅。不過，身體也會怕痛的，所以，很自然地它便學會了濺起最少水花的正確跳法。

就這樣練了二～三年後，我參加了日本大師賽，在「自由式」和「蛙式」兩個項目，刷新了大會紀錄。從此我信心大增。

在此同時，我也開始練「**馬拉松**」。我比從前更加早起，每天循序漸進地拉長跑步的距離。72歲，我參加「三浦市民馬拉松大賽」等賽事，成功跑完了全馬。

就連高難度的拉筋動作「**180度劈腿**」，我也是73歲時才練成功的。一開始我的身體很硬，前後總共花了三年的時間，才慢慢把腿劈開。

最值得一提的是，我邂逅了這輩子最感興趣的事：「呼拉舞」。74歲時，我在健身房的團課認識了它，從此與它成為「一生的好友」。

就這樣，**每當我挑戰一項新的事物，就會多累積一段快樂的回憶**。真的！「年齡，只不過是數字而已」。

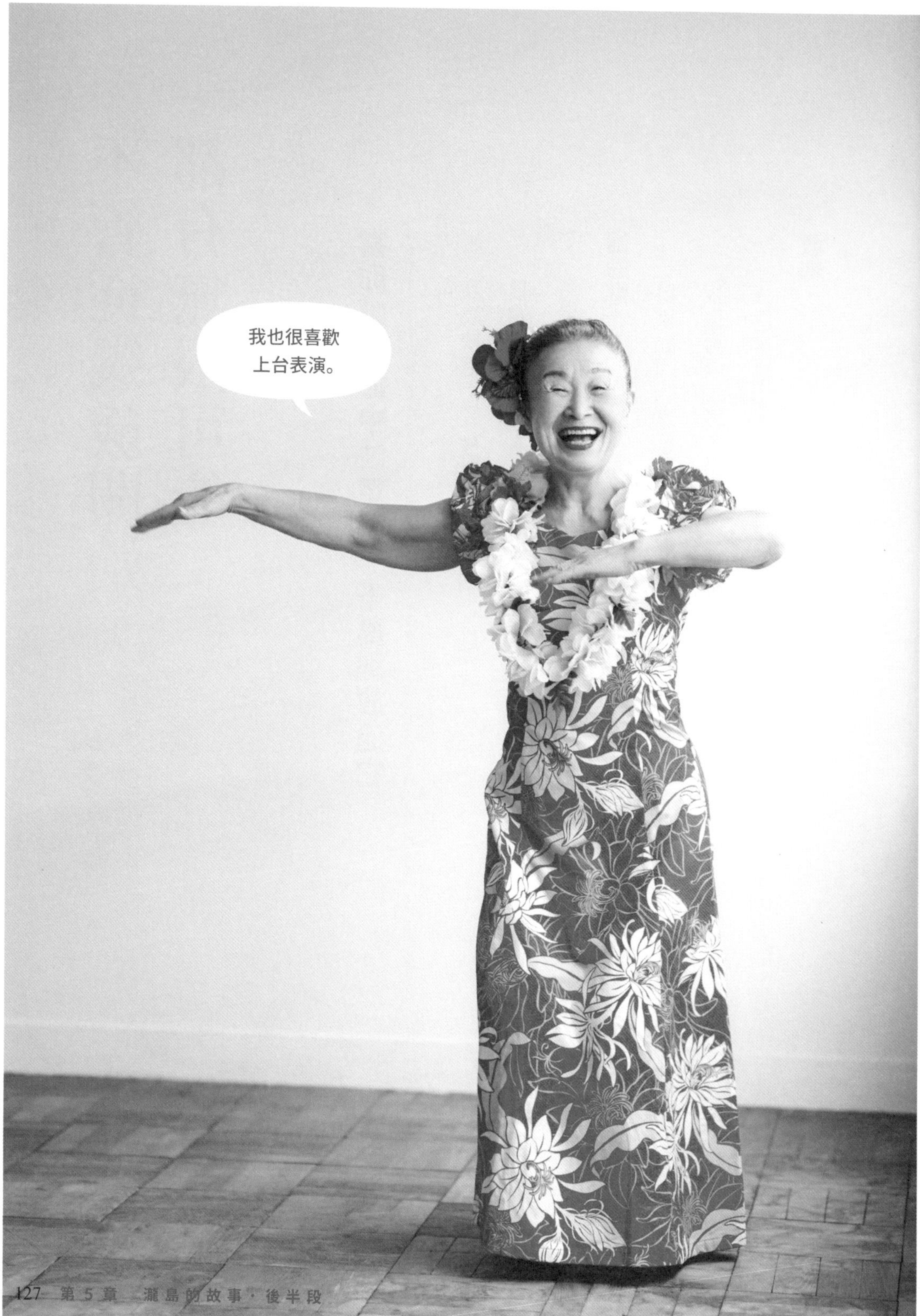
我也很喜歡
上台表演。

不管從幾歲開始，都有無限可能

當你感到命中注定時，千萬別放過它

我勤快地上健身房並沉醉其中，是在75歲之後。

我的心越來越大，希望自己能越練越好看、越練越漂亮。

於是，某天，我竟然做起了白日夢，「**希望自己能擁有巴西女性或黑人女子般的渾圓翹臀**」。

每年巴西的嘉年華會，那些擁有迷人翹臀的森巴舞者，總是吸引全世界人的目光。

我也喜歡跳舞，希望自己能跟她們一樣。

我這算是癡人說夢吧？然而，幫忙我一起追夢的就是本書的監修者，中沢智治教練。

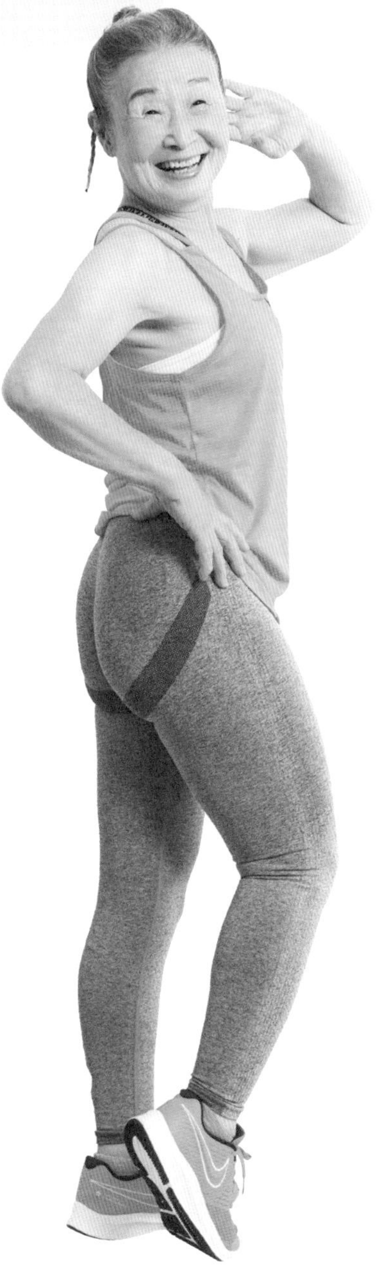

經過數年的努力，臀部的微笑線果真成功上提了！

中沢教練，在健身業界打滾多年，20幾歲就被委以健身房負責人的重任，在學員之間是非常受歡迎的金牌教練。因為結識了這樣的「大師」，才有今天的TAKIMIKA。

這就要說到更早之前了，我60幾歲開始上的那間離家很近的健身房歇業了，我只好改到別的健身房上課。而那家健身房的負責人就是中沢教練。

不過，當時我跟他純粹只是健身房經理與學員的關係，而且後來教練又被調往其他分館服務了。

然而，就在這次碰面的大約七年後。

我在常去的健身房看到了中沢教練，發現他也在那裡。

事實上，那天是中沢教練獨立出來，成為私人健身教練的「第一天」。聽說這件事的我，馬上脫口而出：「請收我當學生！」換句話說，我是他以個人名義收的**第一個學生**。這真是不可思議的緣分。於是，從那天起，我們開始了兩人三腳、互相扶持的生活。

當時，我79歲，中沢教練34歲。

仔細一想，教練比我的兩個女兒都還要小。

不過，**做人啊，千萬不要被年齡綁住**。聞道有先後，術業有專攻。這世上多的是比你小卻可以教導你的老師。中沢教練的資歷豐富，最重要的是他個性隨和、人品高尚。

所以，與他相處，我壓根就不會想到年齡的問題。

「讓你發現自己缺點的人」才是真正的人生導師

話說，開始接受一對一私人教練課程的時候。

中沢教練要我在他面前練習瑜珈的「單腳平衡姿勢」。

我心想：「我一定要好好表現」。然而，事與願違，我竟然撐不到幾秒就開始晃。

當時的我非常懊惱，結果，中沢教練安慰我說：

「身體會晃，不是瀧島太太不行。純粹只是因為你沒有掌握『人體的使用說明書』，**不會使用『體幹』罷了**。從今天起，我陪你一起把體幹鍛練起來！」

一語驚醒夢中人！有十年以上健身房運動經驗的我，「體幹竟然是無力的！」這叫我太驚訝了。不僅如此，我連自己的身體有「使用說明書」這件事都不曉得。

有人願意花時間點撥你，指出你自己都沒發現的事。人的一生當中，這樣的機會太少了。我很高興教練能指出我的缺點，讓我接受更多的刺激。

「事無鉅細，能得先達提點一二，幸甚至哉。」人家『徒然草』裡不也是這麼說的嗎？

意思就是，**「不管任何事，若能找到一位可以效仿的老師，將少走很多冤枉路。」**

「說的沒錯！」我啊，一直活到了90歲，才徹底明白了這個道理。

對了，我還想到，隨著年紀漸長，血壓會突然飆升，做運動時也曾因用力過猛、憋氣而產生頭暈、耳鳴、想吐的「努責現象（Valsalva）」。這個時候，中沢教練就勸誡我說：莫要求好心切，請採取循序漸進、慢慢增加強度的方式。

各位也要注意，不要一下子運動得太過激烈，應該讓身體慢慢適應才是。

年齡不是問題，人生越活越精彩

話說，從跟隨中沢教練一起健身，到87歲的健身教練「TAKIMIKA」誕生，這期間總共花了約八年的時間。

80歲，我首度挑戰抬舉槓鈴，並利用平衡球、體幹訓練，完成了高難度的健身菜單。這個階段的鍛鍊，都有中沢教練陪著我，我倆一起克服了許多挑戰。

瞧我東扯西扯地講了一堆，始終講不到重點。真是對不住啊！我的人生，實在是太長了（笑）。

是的，**進入下半場，我的人生反而越活越精彩**。我自己也覺得很不可思議。我覺著吧，持續做某件事，這股堅持下去的力量，正是一切生命活力的泉源。

「對任何事都不感興趣。」

你或是你身邊的人，或許正處於這樣的狀態。但，可否請你不要放棄自己？千萬不要自暴自棄。

「就算只做一秒都行，日復一日地堅持下去。」

只要能做到這點，相信你往後的人生一定會越活越精彩的。

日本最高齡健身教練的誕生

「你的努力」一定會被看見

話說，那一瞬間、那個高光時刻，在某一天突然來了。

中沢教練在山梨縣新開了一班健身課，我身為「其中一名弟子」，也跟著一同前往。

我心想，就像往常一樣，就是去陪學弟妹運動的。結果抵達現場，換好衣服，正等著課程開始的時候，突然一個晴天霹靂擊中了我。

就在課程即將開始的30分鐘前。

中沢教練對我說：「今天，就請瀧島女士來擔任這堂課的講師。」

頓時，我的腦袋一片空白……

此刻，我人已在遙遠的山梨縣，再加上中沢教練非常認真地說服我。這種情況下，我總不好把一切丟著，自己逃回家吧？

於是，我開始討價還價：「要我當講師可以，但我只上15分鐘，行嗎？」

「不行。」中沢教練一臉嚴肅地拒絕了我。想也知道，世上哪有「只上15分鐘課的講師」，聽都沒聽說過。

接下來，我跟教練互相爭執了起來。

「我做不到！」「你可以。」「都說我不行了！」「我說你行你就行」……

最後，我還是被教練的誠意和熱情給打動了。就在課程開始的前一刻，我心一橫，答應「把45分鐘的課上好、上滿」。我之所以這麼不怕死，恐怕也是拜年紀大所賜。因為我知道，這個時候不可落荒而逃！

是的，你眼前的「TAKIMIKA」就是這樣誕生的。

當然，光靠我「一人」的魅力是不足以吸引學員目光的。幸虧有中沢教練從旁協助，我人生的第一堂授課總算順利結束了。

這是值得紀念的日子，因為我正式出道，成為日本最高齡的健身教練。

岔開一下話題，為什麼老師要這麼臨時地叫我當講師呢？這是有理由的。

別看我這樣，其實我非常容易怯場！

非常了解我性格的中沢教練，很貼心地選擇在前一刻才告訴我，因為他知道「事先告訴我，只是徒增我的緊張而已。」

為何「瀧島未香」在國外也那麼受歡迎？

自從我成為健身教練後，我發現學海真是無涯，有很多要學習的。令我意外的是，來上課的學員們似乎都對「87歲的瀧島未香」，這樣的一個存在，感到好奇。

我才剛講完自我介紹，會場就「欸～？」地一片騷動，我只是做個招牌動作，馬上就「好厲害！」地歡聲雷動。我一如往常地下腰劈腿，「哇哇哇～」的驚嘆聲更是不絕於耳。

換句話說，我的「年齡」讓我變得非常有說服力。

的確，87歲的我做得到，年紀比我輕的人卻做不到，這總說不過去吧（笑）。不過，最驚訝的，恐怕是我的家人吧？一開始，我老公簡直是驚呆了。不過，他一直在背後支持著我：「盡力就好，不要太勉強喔。」女兒們也說：「媽你喜歡就好，想做什麼就去做吧。」做我最強的後盾。

從那之後，我不定期地會開班授課。

疫情爆發以來，則改成線上授課的形式。**我請人教我操作智慧手機或平板電腦，現在已經能夠很從容地開設線上課程了。**

還有，就是認識我的人變多了，我在路上經常會被人叫住。

我天性喜歡攀談，跟誰都可以說得上話，所以這件事本身我還挺喜歡的。只是光顧著聊天，一天裡面上健身房或運動的時間就漸漸被壓縮了。

因此，疫情爆發對我而言正是大好機會，我索性把客廳的家具都搬走，把它改造成練習室兼工作室。如今我在自己家裡可以愛怎麼練就怎麼練，也能隨時跟學生們保持聯絡。說句題外話，我起得很早，這也是我每天能維持這麼多練習時間的關鍵。

話說，進入85歲後，我的人生越活越刺激，簡直不要太有趣。

因為接受雜誌採訪，我第一次嘗試**「貼假睫毛」，更在FB、IG等社群平台發表自己「料理」或「插花」的照片**，每天都有新的體驗，生活既新鮮又好玩。

有一次，德國媒體介紹了我的影片，竟獲得800萬次以上的點閱率。這個在網路上好像叫做「爆紅」。影響所及，德國那邊提出邀請，請我親自示範「瀧島體操」，所以我還教授過**跨國課程**。當然，這也是生平的初次體驗。

還有一點一定要講的，**那就是美國名校哈佛大學的課堂，曾經介紹過我的事蹟**。教授「日本研究」這門課的女教授是這麼說的，她說：就連她們聽到「Power-Aging」這個詞，也覺得好「振奮（inspiring）」，好激勵人心。

除此之外，俄羅斯、巴西、馬來西亞等地也紛紛捎來加油打氣的話。

到此為止，是我的自我介紹。

總共有九十個年頭要講，你是不是覺得落落長啊？（笑）

若我的人生能帶給我什麼啟發的話……。

「你的努力一定會被看到。」

這是我領悟到的真理。天道酬勤，那個無形的偉大力量不會辜負你，你的努力終將有所回報。

就像87歲的我，某天忽然得到了獎賞，雀屏中選成為了講師。

我相信，比我年輕的你，一定會有更多機會等著你去發揮。

人生一百年，與其「安靜度日」，不如「積極推活」

「父母都已年邁，有什麼運動是比較適合他們的？」

經常有年輕人請教我這方面的問題。的確，隨著年紀越來越大，「跌倒、摔跤」的風險也會增加。然而，之所以容易跌倒、摔跤，**是因為肌肉無力，忘記身體使用方法所致。**

因此，「待在家裡，安靜度日」的生活方式，反而更加危險。越不動就越不能動，身體機能只會每況愈下。

就算只做一點都無所謂，建議家裡的長輩可以試試瀧島體操。

幾十年都沒有運動了，光想就害怕。不要怕，一開始做不來是很正常的。先堅持「每天一秒」，持續做下去，一年以後，身體肯定會比現在靈活許多。我就是最好的證明。所以啊，千萬不要害怕去動自己的身體。

話說，年輕人要是生活裡沒有「特別著迷的事物」，肯定也會覺得很無聊吧？

跟年齡無關，人要是處於對任何事都不感興趣的狀態，心便是死的。最近，出現了

「推活」這個詞，為了自己喜歡的人或事物，積極從事相關的活動。我覺得發明這個詞的人簡直太了不起了。

推活的對象不一定要是運動，它可以是任何一種嗜好，只要你喜歡並且能沉醉其中就好。

不管活到幾歲，只要能找到「熱愛的事物」，人生就能過得幸福圓滿。

在這個活到100歲已不稀奇的時代，我們要想辦法讓身體能動的時間長一點，然後投身在自己熱愛的事物上。記住，

心動了，身體才會動。

身動了，心才會跟著動。

祝　大家能幸福圓滿地活到100歲！

從消滅「小小的放棄」開始做起

諸位在日常生活當中，是否也得了一種名叫「算了吧」的放棄病呢？

「打掃、整理房間，算了吧！」

「投資自己，再去進修，算了吧！」

「動手煮一頓飯，算了吧！」

「出門轉轉，算了吧！」

看吧，你是不是一天到晚都在「放棄」，都在「算了吧」呢？

要小心這個「放棄病」，一開始你可能只是小事算了吧，但這個習慣一旦養成，就會像雪球一樣越滾越大，變成難以治癒的陳疴。

事實上，成為健身教練的這三年以來，我私底下曾收到許多求救的信。

「算了吧，我不想去上班了。」

因為不適應公司文化，30幾歲的女性說她想要辭職。

「算了吧，我不想活下去了。」

透露出這樣訊息的信，我也曾收到5封。疫情徹底改變了你我的生活，大家都覺得悶悶不樂、意志消沉。

可是啊，幾番書信往返後，他們都給了我比較正面的回應：「我還是不要離職好了。這是我最喜歡的工作，我不想放棄。」「我要活下去，不放棄生命。」

「沒想到這樣的我，還是有點用處的呀？」

我很高興能幫到大家，每當收到這樣的反饋時，胸口就會一陣灼熱，覺得「活著真是太棒了」。

我的名字「未香（馨香的未來）」，是父親的醫生朋友幫我取的。九十年前，這可是非常高雅的名字。

如今，我的人生可以說是完全應了這個意味著「越開越芬芳」的名字，真是想不到啊想不到。

所以，接下來我的心願是讓大家跟我一樣，「把未來越活越香」。

我是認真的！

你不一定要很特別。

天生我才必有用，每個人都有其存在的價值。

像我，就是從65歲才開始鍛鍊，非常普通的一名女性。

就像我一開始所說的，我的夢想是讓「放棄」兩個字從世界消失。

首先我要讓「放棄」從日本消失，所以我打算把日本47個都道府縣都跑個遍。
相信總有一天，我們一定會見面的。

接著，我想把滿滿元氣帶給全世界的人。
為此，我得先學好英文。我已經在學了。

說好了，在我們碰面那天到來之前，彼此一定要好好的喔。

你千萬、絕對不可以放棄喔！

瀧島未香　2021年12月

監修者的話

下一個「瀧島未香」就是你

我第一次見到「瀧島未香」女士，大約是在二十年前。

然後，我開始擔任她的私人健身教練是在十一年前，那時我34歲，瀧島女士79歲。

當時的我，懷抱著遠大的夢想，獨自出來創業，是她認可了既沒有公司背書也沒有任何後盾的我，舉手答應要做我「私人課程的第一名學生」。

話說回來，當時的瀧島女士也不像現在這樣練得全身都是肌肉，她看上去就是一位「非常普通的65歲女性」。然而，就在我的全力督促、訓練下，她的身心都有了顯著的進化。

陪她一路走來的八年後。

我覺得「只讓她當『一名學生』太可惜了」，於是，提拔她當了講師。87歲的她，成為「日本年紀最長的健身教練」。

就在那一瞬間，你現在看到的「TAKIMIKA桑」誕生了。

之後，她活躍的表現完全超出了我的想像。看到那樣的她，我的腦海總是浮現這樣的畫面：

「我老了，算了吧！」這是我父親晚年經常掛在嘴邊的話。

幾年前，父親才71歲就往生了。

害他喪命的直接導火線說是急性心肌梗塞。然而，真正的原因卻是「經年累月的不運動」。

年輕時拼命工作的父親，退休後得了「職業過勞病」。身心耗竭、自我迷失、成就低落，一天到晚窩在家裡，足不出戶。

他整天守著電視，連出門散步都不曾。看到這樣的父親，在健身世界打拼的我，用盡辦法想「讓他的身體動起來」。

然而，對運動不感興趣的父親，完全不為所動。

好說歹說幫他報名了健身房，他馬上就退了會。為了他特地買的健身器材，後來也都變成家裡的「雜物」，放在那裡生灰塵。

就這樣，「久坐不動」的父親，小腿生成了大塊血栓，然後，這塊血栓堵塞了心臟的血管。

我也曾有過自暴自棄的時候，恨自己為什麼就是救不了父親？但是，看到如今的TAKIMIKA桑還有她的學生們，我終於了解了一件事。

「必須心先動起來，身體才會想動。」

雖然我心裡清楚已經發生的事無法挽回，但還是忍不住這麼想：

「如果讓父親看到TAKIMIKA桑的樣子，他會說什麼呢？他會不會有一點心動，然後也去動一動他的身體呢？」

說不定九泉之下的父親看到TAKIMIKA桑，就會馬上開始運動了。我心裡這麼期待著。

苦於無法養成運動習慣的人，好像還不少。

對於這樣的人，長年在健身界打滾、送往迎來的我，只有一句忠告。

無法持續運動，就是努力不來。碰到這種時候，請你一定要回想TAKIMIKA桑的樣子、TAKIMIKA桑說過的話。

她上課的時候，總是展露燦爛笑顏，這麼鼓勵學生：

「覺得吃力、做不下去就休息一下。只是，千萬不可以放棄喔！」

「只做一秒也沒有關係！請每天持續下去！」

做不下去就休息一下。

持之以恆地做下去。

乍看之下，這兩句話似乎有點矛盾，然而，它跟TAKIMIKA桑想要傳遞的訊息，精神是相吻合的。

「樂在其中，堅持下去！」

開心和堅持這兩件事，必須搭配在一起。只有做起來開心，才有辦法持續做下去。

所以，當各位生活遇到什麼困難的時候，就想想TAKIMIKA桑開心運動的樣子、想想她那如太陽般的笑臉。相信你一定能得到鼓舞。

本書，不只介紹瀧島體操的「運動」招式，更透過TAKIMIKA桑的生活樣貌，教大家「持續健康樂活的方法」。

她那積極、努力的樣子，可以說把「樂在其中、堅持下去」發揮得淋漓盡致。

在各位人生的某一個瞬間，如果本書能起到什麼作用的話，將是身為監修者的我的無上喜悅。

最後，我想說的是：

原本的TAKIMIKA桑，真的是一位「再平凡不過的65歲女性」。

憑我陪著她一路走來的二十年交情，這句話我最有資格說。

期待正在讀這本書的「您」，能成為「下一位TAKIMIKA桑」。

中沢賢治　2021年12月

Profile

作者 瀧島未香

日本最高齡健身教練。

1931 年 1 月 15 日出生於東京品川。14 歲時，從廣播聽到天皇發表的「終戰詔書」，迎來了戰爭的結束。

曾在銀座的百貨公司上班，後來認識了現在的丈夫，與他結婚，生了兩個女兒。

隨著女兒長大、各自離家，身為全職家庭主婦的她，突然閒了下來，體重暴增。丈夫拖著她去參加健身房的一日體驗課程。除了打仗那時做過的「傳接水桶」訓練，65 歲的她完全沒有「運動」經驗，然而，這次的體驗讓她感受到運動的樂趣，開始每天勤上健身房。三年下來，不僅減重 15 公斤，更不斷挑戰游泳、馬拉松、有氧舞蹈、呼拉舞等新事物。

87 歲，正式出道成為健身教練，在大家的口耳相傳下，成為風雲人物：「光是看到她，就覺得充滿活力」，自此電視台的出演邀約不斷。《スッキリ（身心清爽）》、《あさいち（一大早）》、《徹子の部屋（徹子的房間）》等節目她都上過，獲得廣大的迴響。2021 年，美國哈佛大學的教授更在課堂上稱讚她是「激勵人心」的典範。

以「年齡不過是數字」、「讓放棄從世界消失」為口號，她與恩師中沢智治先生一起開發了「瀧島體操」，巡迴日本各地教學。同時，她也學會了在社群網站貼文，開設線上課程，手機也用得十分順手。如今打算向國外友人授課，正接受英語特訓中。

監修者 中沢智治

株式會社 POWER-AGING 代表／ TAKAMIKA 專屬教練

1974 年出生於琦玉縣。大學為排球校隊的隊長，十分活躍。畢業後，曾在 3 大連鎖健身房共 8 家分店服務過。所屬分店，每月招收之新會員數為全公司的前三名，他的課經常得預約、抽號碼牌才能上到，是甚受學生歡迎的金牌教練。擔任過健身房經理、課程研發負責人，29 歲時更被拔擢為最年輕的經理人，得過無數次社長獎。不僅如此，在他服務於會員數超過 20 萬人的大型健身集團的那段期間，更在一年之內開發出 11 套運動課程，催生出許多熱門商品。2009 年他獨立出來創業，作為健身房顧問兼師資培訓的講師，十年間，他總共培育出 2500 名健身教練。

2020 年 11 月，他創立株式會社 POWER-AGING。和以個人名義收的第一名徒弟瀧島未香一起，從「瀧島體操」出發，致力於把「Power-Aging：健康樂活 100 歲」的理念推廣至全世界。

瀧島體操

タキミカ体操 日本最高齢インストラクターの「心まで若返る」生き方レッスン

作　　者　瀧島未香／著、中沢智治／監修
封面設計　ayen0024@gmail.com
內頁排版　游萬國
總 編 輯　陳毓葳
社　　長　林仁祥
出 版 者　沐光文化股份有限公司
發　　行　沐光文化股份有限公司
台北市大安區安和路 2 段 92 號地下 1 樓
電　　話　(02)2805-2748
E-mail：sunlightculture@gmail.com
印　　製　呈靖彩藝有限公司　電話：(03)322-7195
總 經 銷　大和書報股份有限公司
電話：(02)8990-2588　傳真：(02)2299-7900
地址：新北市五股工業區五工五路 2 號
E-mail：aquarius@udngroup.com
定　　價　300 元
初版一刷　2022 年 9 月
缺頁或裝訂錯誤請寄回本社更換。

國家圖書館出版品預行編目 (CIP) 資料

瀧島體操 / 瀧島未香著 . -- 初版 . -- 臺北市 : 沐光文化股份有限公司 , 2022.09
面 ;　公分
譯自 : タキミカ体操 : 日本最高齢インストラクターの「心まで若返る」生き方レッスン

ISBN 978-626-95577-7-6(平裝)

1.CST: 運動健康 2.CST: 體操
411.711　　111014587